针`灸`经`典`医`籍`必`读`丛`书

针灸大全

明·徐凤 辑

郝菲菲 校注

中国健康传媒集团
中国医药科技出版社 ·北京

内 容 提 要

　　《针灸大全》是明代医家徐凤编于正统四年（1439 年）的一部以介绍针灸资料为主的著述，共六卷。书中汇编了大量针灸歌诀、穴位歌、治疗歌等，如"四总穴歌""千金十一穴歌"等，简明扼要，便于诵读记忆。此外，还详细介绍了周身折量法、取穴方法、子午流注针法等内容。本书为校注本，对原文进行了校注，使内容更加准确，可为研究和学习针灸者提供重要参考。

图书在版编目（CIP）数据

　　针灸大全 /（明）徐凤辑．郝菲菲校注．— 北京：中国医药科技出版社，2025.9. — （针灸经典医籍必读丛书）．

ISBN 978 - 7 - 5214 - 5387 - 4

　　Ⅰ. R245

　　中国国家版本馆 CIP 数据核字第 2025FR2018 号

美术编辑　陈君杞
版式设计　南博文化

出版　**中国健康传媒集团**｜中国医药科技出版社
地址　北京市海淀区文慧园北路甲 22 号
邮编　100082
电话　发行：010 - 62227427　邮购：010 - 62236938
网址　www.cmstp.com
规格　880 × 1230mm $\frac{1}{32}$
印张　3 $\frac{7}{8}$
字数　83 千字
版次　2025 年 9 月第 1 版
印次　2025 年 9 月第 1 次印刷
印刷　北京侨友印刷有限公司
经销　全国各地新华书店
书号　ISBN 978 - 7 - 5214 - 5387 - 4
定价　**25.00 元**

获取新书信息、投稿、为图书纠错，请扫码联系我们。

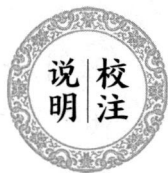

　　《针灸大全》全书共六卷，成书于明正统四年（1439年），由徐凤辑。徐凤，字延瑞，明江右弋阳（今江西省弋阳县石塘）人。本次校注以明金陵三多斋刊本为底本，以《杨敬斋针灸全书》、朱鼎臣编《徐氏针灸全书》、明万历间郑氏宗文堂刊本《徐氏针灸大全》为对校本。底本原无总目录，今据正文篇目补。另外，根据他校资料考察得知，《徐氏针灸大全》主要取材于《医经小学》《针灸资生经》《针经指南》《子午流注针经》等书；又《针灸聚英》《针灸大成》等书引录了《针灸大全》的大量文字，故以上各书均用作主要的他校资料。他校书版本举例：《针灸资生经》为元天历叶日增广勤书堂印本；《针经指南》为明成化八年印《针灸四书》本，《子午流注针经》版本同；《针灸大成》为明万历刻本、清顺治重修本。

　　在校注过程中力争保持原貌，但也做了以下调整。

　　1. 书为竖排繁体，现改为横排简体。异体字、古体字、通假字等均改为现行通用简化字，不出校。原本因竖排所用"右"字，现因改为横排，全改为"上"字，不出校。

2. 对底本中明显的错字，径改，不出校。对一些已己不分、日曰混用的字，均予以校正，不出校记。

3. 底本与校本互异，若难以判断是非或两义皆通者，则不改原文，而出校记并存，或酌情表示有倾向性意见；若属一般性虚词而无损文义者，或底本无误而显系校本讹误者，一般不予处理。若底本与校本虽同，但原文明确是错讹、脱漏、衍文、倒置处，予以校正，并出校记。若怀疑有误而不能肯定者，不改原文，只在校注中说明。

4. 图中文字按古代阅读习惯从右往左念，未改为现行从左往右之规定。

由于校注者水平所限，错点漏校之处在所难免，还望读者不吝指正。

校注者
2025 年 6 月

序

　　余家世业儒精医，擅声杏圃者，称有人矣，第论及针、灸两者，鲜不啧啧其难也。盖人之气血不可量，周身脉络莫能窥，愚者苦其难，而智者忽其易，总之不得其门而入，又恶足名为针灸士哉？若古塘徐先生，自舞象时①已潜心于轩岐之术，而得窦太师之真传，于是著为《针灸》一书。精微奥妙，极深研几，穴法治疗，毫无简略。后之学者得是书而宗之，若揖轩岐之侧而考订，若陟窦太师之堂而教受，固不必执指南而自不惑于岐路矣。因并刻《铜人》②《针灸》合为一帙，名曰"合并大全"。俾学者行以互相参考，直探玄微，起万命于迷途，收全功于反掌。由是名为天下士，亦庶几矣。又奚不得其门而入为患哉。遂引其端，而公诸天下。

太医院医官龚云林书于种杏堂轩
时万历寅春月吉旦

---

① 舞象时：成童时，十五周岁。
② 《铜人》：明刊三卷本《铜人腧穴针灸图经》。

目 录

卷之一

周身经穴赋①

手太阴肺大指侧,少商鱼际兮太渊穴;经渠兮列缺,孔最兮尺泽;侠白共天府为邻②、云门与中府相接。

手阳明兮大肠之经,循商阳、二间、三间而行;历合谷、阳溪之腧,过偏历、温溜之膑③;下廉、上廉、三里而近,曲池、肘髎、五里之程;臑、髃上于巨骨,天鼎纤乎扶突;禾髎唇连,迎香鼻近。

胃乃足之阳明,历兑趋乎内庭;过陷谷、冲阳之分,见解溪、丰隆之神。下巨虚兮条口陈,上巨虚兮三里仍;犊鼻引入梁丘,阴市之下,伏兔上贯髀关、气冲之经。归来兮水道,大巨兮外陵;运天枢兮滑肉④,礼太乙兮关门;梁门兮承满,不容兮乳根;乳中之膺窗、屋翳,库房之气户、缺盆;气舍、水突、人迎、大迎;地仓兮巨髎续,四白兮承泣分;御颊车于下关,张头维于额垠。

足太阴兮脾中州,隐白出兮大指头;赴大都兮瞻太白,访公孙兮至商丘;越三阴之交,而漏谷、地机可即;步阴陵

---

① 周身经穴赋:以下十二篇均辑录自刘纯《医经小学》。

② 邻:原作"僯",据《医经小学》改。

③ 膑:各本同。据文义,当作"滨"。

④ 天枢兮滑肉:原作"天桐兮角肉",据《针灸全书》改。

之泉，而血海、箕门是求；入冲门兮府舍轩豁，解腹结兮大横优游；腹哀、食窦兮，接天溪而同派；胸乡周荣兮，缀大包而如钩。

迨夫真①心为手少阴，少冲出乎小指，少府直乎神门；阴郄、通里兮，灵道非远；少海、青灵兮，极泉何深。

手之太阳，小肠之荥。路从少泽，步前谷、后溪之隆；道遵腕骨，观阳谷、养老之崇；得支正于小海，逐肩贞以相从；值臑腧兮遇天宗，乘秉风兮曲垣中；肩外俞兮肩中俞，启天窗兮见天容；非②由颧髎，曷造听宫。

足膀胱兮太阳，交背部之二行。穷至阴于通谷之口，寻束骨于京骨之乡；申脉命仆参以前导、昆仑辟金门于踝旁；奋附阳、飞扬之志，转承山、承筋之行；至于合阳、委中、委阳；浮郄、殷门次岐往，扶承③、秩边而胞肓；入志室兮肓门、胃仓，开意舍兮振彼阳纲；出魂门兮膈关，乃谚语乎神堂；膏肓兮在四椎之左右，魄户兮附分而会阳；下、中、次、上之髎，白环中膂之房；膀胱俞兮小肠，大肠俞兮在傍；三焦肾俞兮胃俞接，脾、胆、肝、膈兮心俞当；厥阴、肺俞之募，风门、大杼之方；天柱竖兮玉枕络却，通天豁兮见彼承光；自五处、曲差而下，造攒竹、睛明之场。

足少阴兮肾属，涌泉流于然谷；太溪、大钟兮水泉缘，照海、复溜兮交信续；从筑宾兮上阴谷，掩横骨兮大赫麓；气穴、四满兮中注，肓俞上通兮商曲；守石关兮阴都宁，闭通谷兮幽门肃；步廊、神封而灵墟存，神藏、彧中而俞府足。

---

① 迨夫真：原作"治奥贞"，据《针灸全书》改。
② 非：原作"匪"，今改成通行字。
③ 扶承：今作"承扶"。

手厥阴心包之络，中冲发中指之奇；自劳宫、大陵而往，逐内关、间使而驰；叩郄门于曲泽，酌天泉于天池。

手少阳三焦之脉，在小指次指之端；关冲开乎液门，中渚、阳池、外关；支沟、会宗、三阳络，四渎、天井、清冷渊，消泺、臑会、肩髎相连；天髎处天牖之下，翳风让瘈脉居先；颅息定而角孙近耳，丝竹空而和髎①倒悬；耳门既辟，夏蚋闻焉。

足少阳兮胆经，穴乃出乎窍阴；溯侠溪兮地五会，过临泣兮坵墟平；悬钟兮阳辅、光明，外丘兮阳交、阳陵；西出阳关兮，抵中渎、风市之境；环跳、居髎兮，循维道、五枢之名。考夫带脉，询至京门；日月丽兮辄筋荣，渊腋泄兮肩井盈；临风池兮脑空鸣，穷窍阴兮完骨明；举浮白于天冲，接承灵于正营，目窗兮临泣，阳白兮本神。率谷回兮曲鬓出，悬厘降兮悬颅承；颔厌兮佳客主人，听会兮瞳子髎迎。

厥阴在足，肝经所终。起大敦于行间，循太冲于中封，蠡沟、中都之会，膝关、曲泉之宫；袭阴包于五里兮，阴廉乃发；寻羊矢于章门②兮，期门可攻。

至若任脉行乎腹与胸，承浆泄兮廉泉通；窥天突与璇玑，捣华盖于紫宫；登玉堂兮膻中逢，集中庭兮鸠尾冲；瞻巨阙兮上脘、中脘，过建里兮下脘攸同；水分兮神阙缥缈，阴交兮气海鸿濛；石门直兮关元、中极，曲骨横兮会阴③乃终。

---

① 和髎：原作"禾髎"，据《医经小学》改。
② 章门：原作"廉泉"，据《针灸全书》改。
③ 会阴：原作"会衡"，据《针灸全书》改。

督脉①行乎背部中，兑端接兮龈交从；素髎在鼻兮，水沟疏通；神庭入发兮，上星瞳朦；囟会现兮前顶，百会俨兮尊崇；后顶转兮强间逢，脑空②闭兮风府空；哑门通于大杼③兮，陶道坦夷；身柱缥于神道兮，灵台穿窿；至阳立下，筋缩脊中；接脊悬枢，命门重重；歌阳关兮舞腰俞，愿长强兮寿无穷。

十二经脉歌

手太阴肺中焦生，下络大肠出贲门，上膈属肺从肺系，系横出腋臑中行，肘臂寸口上鱼际，大指内侧爪甲根。支络还从腕④后出，接次指属阳明经。此经多气而少血，是动则病喘与咳，肺胀膨膨缺盆痛，两手交瞀为臂厥；所生病者为气咳，喘喝烦心胸满结，臑臂之内前廉痛，小便频数掌中热。气虚肩背痛而寒，气盛亦疼风汗出。欠伸少气不足息，遗矢无度溺变别。

阳明之脉手大肠，次指内侧起商阳，循指上廉出合谷，两筋歧骨循臂膊，入肘外廉循臑外，肩端前廉柱骨旁，从肩下入缺盆内，络肺下膈属大肠。支从缺盆上入颈，斜贯颊前下齿当，还出人中交左右，上夹鼻孔注迎香。此经血盛气亦盛，是动颈肿并齿痛；所生病者为鼽衄，目黄口干喉痹生，大指次指难为用，肩臑外侧痛相仍。

---

① 督脉：原作"肾脉"，据《针灸全书》改。
② 脑空：各本均同，当据《医经小学》作"脑户"。
③ 大杼：各本同，当作"大椎"。
④ 腕：原作"肮"，据《针灸全书》改。

胃足阳明交鼻①起，下循鼻外下入齿，还出夹口绕承浆，颐②后大迎颊车里，耳前发际至额颅，支下人迎缺盆底，下膈入胃络脾宫。直者缺盆下乳内，一支幽门循腹中，下行直合气冲逢。遂由髀关抵膝膑，胻跗中指内关同；一支下膝注三里，前③出中指外关通；一支别走足跗指，大指之端经尽矣。此经多气复多血，是动欠伸面颜黑，凄凄恶寒畏见人。忽闻木声心振惕，登高而歌弃衣走，甚则腹胀仍贲响，凡此诸疾皆骭厥。所生病者为狂疟，湿温汗出鼻流血，口㖞唇裂又喉痹，膝髌疼痛腹胀结，气膺伏兔胻外廉，足跗中指俱痛彻。有余消谷溺色黄，不足身前寒振栗，胃房胀满食不消，气盛身前皆有热。

　　太阴脾起足大指，上循内侧白肉际，核骨之后内踝前，上腨④循胻胫膝里，股内前廉入腹⑤中，属脾络胃与膈通，侠喉连舌散舌下，支络从胃注心宫。此经气盛而血衰，是动其病气所为，食入即吐胃脘痛，更兼身体痛难移，腹胀善噫舌本强，得后与气快然衰；所生病者舌亦痛，体重不食亦如之。烦心心下仍急痛，泄水溏瘕寒疟随，不卧强立股膝肿，疸发身黄大指痿。

　　手少阴脉起心中，下膈直与小肠通。支者还从肺系走，直上咽喉系目瞳。直者上肺出腋下，臑后肘内少海从。臂内后廉抵掌中，兑骨之端注少冲。多气少血属此经，是动心脾

---

① 鼻：原误作"鱼"，据《针灸全书》改。
② 颐：原作"须"，据改同上。
③ 前：原作"别"，据改同上。
④ 腨：当作"腨"。
⑤ 腹：原作"肠"，各本同，据《医经小学》改。

痛难任，渴欲饮水咽干燥，所生胁痛目如金，胁臂之内后廉痛，掌中有热向经寻。

手太阳经小肠脉，小指之端起少泽，循手外廉出踝中，循臂骨出肘内侧，上循臑外出后廉，直过肩解绕肩胛，交肩下入缺盆内，向腋络心循咽嗌，下膈抵胃属小肠，一支缺盆贯颈颊，至目锐眦却入耳，复从耳前仍上颊，抵鼻升至目内眦，斜络于颧别络接。此经少气还多血，是动则病痛咽嗌，颔①下肿兮不可顾，肩如拔兮臑似折。所生病兮主肩臑，耳聋目黄肿腮颊，肘臂之外后廉痛，部分犹当细分别。

足经太阳膀胱脉，目内眦上悬②额尖。支者巅上至耳角，直者从巅脑后悬。络脑还出别下项，仍循肩膊夹脊边，抵腰脊肾膀胱内，一支下与后阴连，贯臀斜入委中穴，一支膊内左右别，贯胛夹脊过髀枢，臂内后廉腘③中合，下贯腨内外踝后，京骨之下指外侧。是经血多气少也，是动头痛不可当，项如拔兮腰似折，髀强痛彻脊中央，腘如结兮腨如裂，是为踝厥筋乃伤；所生疟痔小指废，头囟顶痛目色黄，腰尻腘脚疼连背，泪流鼻衄及癫狂。

足经肾脉属少阴，小指斜透涌泉心，然骨之下内踝后，别入跟中腨内侵，出腘内廉上股内，贯脊属肾膀胱临。直者属肾贯④肝膈，入肺循喉舌本寻。支者从肺络心内，仍至胸中部分深。此经多气而少血，是动病饥不欲⑤食，喘嗽唾血

---

① 颔：原作"额"，据《针灸全书》改。
② 悬：原作"至"，据《针灸全书》改，《医经小学》作"起"。
③ 腘：原作"腹"，据《针灸全书》改。
④ 贯：原作"胃"，据改同上。
⑤ 欲：原作"饮"，据改同上，与《医经小学》合。

喉中鸣，坐而欲起面如垢，目视𥊚𥊚气不足，心悬如饥常惕惕。所生病者为舌干，口热咽痛气贲逼，股内后廉并脊疼，心肠烦痛疸而澼，痿厥嗜卧体怠惰，足下热痛皆肾厥①。

手厥阴心主起胸，属包下膈三焦宫。支者循胸出胁下，胁下连腋三寸同。仍上抵腋循臑内，太阴少阴两经中，指透中冲支者别，小指次指络相通。是经少气原多血，是动则病手心热，肘臂挛急腋下肿，甚则胸胁支满结，心中澹澹或大动，善笑目黄面赤色。所生病者为心烦，心痛掌心热病则。

手经少阳三焦脉，起自小指次指端，两指歧骨手腕表，上出臂外两骨间，肘后臑外循肩上，少阳之后交别传，下入缺盆膻中分，散络心膈高里②穿。支者膻中缺盆上，上项耳后耳角旋③，屈下至颐仍注颊。一支出耳入耳前，却从上关④交曲颊，至目外眦乃尽焉。斯经少血还多气，是动耳鸣喉肿痹；所生病者汗自出，耳后痛兼目锐眦。肩臑肘臂外皆痛，小指次指亦如废。

足脉少阳胆之经，始从两目锐眦生，抵头循角下耳后，脑空风池次第行，手少阳前至肩上，交少阳右上缺盆。支者耳后贯耳内，出走耳前锐眦循；一支锐眦大迎下，合手少阳抵项根，下加颊车缺盆合，入胸贯膈络肝经，属胆仍从胁里过，下入气街毛际萦，横入髀厌环跳内，直者缺盆下腋膺，过季胁下髀厌内，出膝外廉是阳陵，外辅绝骨踝

---

① 厥：原作"积"，据《针灸全书》改。
② 心膈高里：各本同。当据《医经小学》作"心包膈里"。
③ 旋：原作"施"，据《针灸全书》改。
④ 上关：原作"上阙"，据改同上。

前过①，足跗小指次指分；一支别从大指去，三毛之际接肝经。此经多气乃少血，是动口苦善太息，心胁疼痛难转移，面尘足热体无泽，所生头痛连锐眦，缺盆肿痛并两腋，马刀夹瘿生两旁，汗出振寒痎疟疾，胸胁髀膝至胻骨，绝骨踝痛及诸节。

厥阴足脉肝所终，大指之端毛际丛，足跗上廉太冲分，踝前一寸入中封；上踝交出太阴后，循腘内廉阴股充，环绕阴器抵小腹，夹胃属肝络胆逢，上贯膈里布胁肋，夹喉颃颡②目系同，脉上巅会督脉出，支者还生目系中，下络颊里还唇内，支者便从膈肺通。是经血多气少焉，是动腰疼俯仰难，男疝女人小腹肿，面尘脱色及咽干。所生病者为胸满，呕吐洞泄小便难，或时遗溺并狐疝，临证还须仔细看。

十二经本一脉歌

中焦肺起脉之宗，出手大指之端冲。大肠即起手次指，上行环口交鼻里。胃经源又下鼻交，出足大指之端毛。脾脉就起指端上，注于心中少阴向。心经中之入掌循，手内端出小指行。

小肠从手小指起，上斜络于③目内眦④。膀胱经从目内生，至足小指外侧行。肾脉动于小指下，起注胸中过腹胯。

---

① 过：原作"述"，据《针灸全书》改。
② 颃颡：原作"项颡"，各本同，据《医经小学》改。
③ 于：原作"肝"，各本同，据《医经小学》改。
④ 眦：原作"取"，据《针灸全书》改。

心包出处又连胸，循手小指次指中。三焦起手次指侧，环走耳前目锐息。胆家接生目锐旁，走足大指三毛上。足肝就起三毛际，注入肺中循不已。

经穴起止歌

手肺少商中府起，大肠商阳迎香二。足胃厉兑头维三，脾部隐白大包四。膀胱睛明至阴间，肾经涌泉俞府位。心包中冲天池随，三焦关冲耳门继。胆家窍阴瞳子髎，厥肝大敦期门已。手心少冲极泉来，小肠少泽听宫去。十二经穴始终歌，学者铭于肺腑记。

十五脉络歌

人身络脉一十五，我今逐一从头数。手太阴络为列缺，手少阴络即通里。手厥阴络名内关，手太阳络支正是。手阳明络偏历当，手少阳络外关位。足太阳络号飞扬，足阳明络丰隆系。足少阳络是光明，足太阴络公孙寄。足少阴络为大钟，足厥阴络蠡沟配。阳督之络号长强，阴任之络为屏翳。脾之大络大包是，十五络穴君须记。

经脉气血多少歌

多气多血经须记，大肠手经足经胃。少血多气有六经，三焦胆肾心脾肺。多血少气心包络，膀胱小肠肝所异。

禁针穴歌

禁针穴道要先明，脑户囟会及神庭。络却玉枕角孙穴，颅囟承泣随承灵。神道灵台膻中忌，水分神阙并会阴。横骨气冲手五里，箕门承筋及青灵。孕妇不宜针合谷，三阴交内亦通伦。石门针灸应须忌，女子终身无妊娠。外有云门并鸠尾，缺盆客主人莫深。肩井深时人闷倒，三里急补人还平。

禁灸穴歌

禁灸之穴四十五，承光哑门及风府，天柱素髎临泣上，睛明攒竹迎香数。禾髎颧髎丝竹空，头维下关与脊中，肩贞心俞白环俞，天牖人迎共乳中。周荣渊腋并鸠尾，腹哀少商鱼际位，经渠天府及中冲，阳关阳池地五会。隐白漏谷阴陵泉，条口犊鼻窍阴市，伏兔髀关委中穴，殷门申脉承扶忌。

血忌歌

行针须要明血忌，正丑二寅三之未，四申五卯六酉宫，七辰八戌九居巳，十亥十一午正当，腊子更加逢日闭。

逐日人神歌

初一十一廿一起，足①拇鼻柱手小指。初二十二廿二日，

---

① 足：原作"母"，据《针灸全书》改。

外踝发际外踝位。初三十三二十三，股内牙齿足及肝。初四十四廿四右，腰间胃脘阳明手。初五十五廿五并，口内遍身足阳明。初六十六廿六同，手掌胸前又在胸。初七十七二十七，内踝气冲及在膝。初八十八廿八辰，腕内股内又在阴。初九十九二十九，在尻在足膝胫后。初十二三十日，腰背内踝足跗觅。

九宫尻神歌

尻神所在足根由，坤内外踝圣人留，震宫牙腮分明记，巽位还居乳口头，中宫肩骨[①]连尻骨，面目背从乾上游，手膊兑宫难砭灸，艮宫腰项也须休，离宫膝肋针难下，坎肘还连肚脚求。为医精晓尻神法，万病无干禁忌忧。

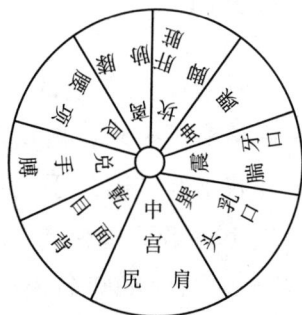

尻神之图

此图乃神农所制。一岁坤，二岁震，逐年顺飞九宫，周而复始，行年到处，则所生败体，切忌针灸。若误犯之，必

---

① 骨：原作"干"，据改同上。

致重则丧命①，轻则发痈疽，宜速治之。

太乙人神歌

立春艮上起天留，戊寅己丑左足求。春分左胁仓门震，乙卯日见定为仇。立夏戊辰己巳巽，阴络宫中左手愁。夏至上天丙午日，正直应喉离首头。立秋玄委宫右手，戊申己未坤上游。秋分仓果西方兑，辛酉还从右胁谋。立冬左足加新洛，戊戌己亥乾位收。冬至坎方临叶蛰，壬子腰尻下窍流。五脏六腑并脐腹，招摇诸戊己中州②。溃治痈疽当须避，犯其天忌疾难瘳。

孙思邈先生针十三鬼穴歌

百邪癫狂所为病，针有十三穴须认。凡针之体先鬼宫，次针鬼信无不应。一一从头逐一求，男从左起女从右。一针人中鬼宫停，左边下针右出针。第二手大指甲下，名鬼信刺三分深。三针足大指甲下，名曰鬼垒入二分。四针掌后③大陵穴，入寸五分为鬼心。五针申脉名鬼路，火针三下七锃锃。第六却寻大杼上，入发一寸名鬼枕。七刺耳垂下五分，名曰鬼床针要温。八针承浆名鬼市，从左出右君须记。九针间使鬼路上，十针上星名鬼堂。十一阴下缝三壮，女玉门头为鬼藏。十二曲池名鬼臣，火针仍要七锃锃。十三舌头当舌

---

① 命：原无，据《针灸全书》补。
② 诸戊己中州：《针灸全书》、三多斋本均作"诸戊己中州"，与《医经小学》合。
③ 掌后：原作"掌上"，据《针灸全书》改。

中，此穴须名是鬼封。手足两边相对刺，若逢孤穴只单通。此是先师真妙诀，狂猖恶鬼走无踪。

长桑君天星秘诀歌

天星秘诀少人知，此法专分前后施。若是胃中停宿食，后寻三里起璇玑。脾病血气先合谷，后刺三阴交莫迟。如中鬼邪先间使，手臂挛痹取肩髃。脚若转筋并眼花，先针承山次内踝。

脚气酸疼肩井先，次寻三里阳陵泉。如是小肠连脐痛，先刺阴陵后涌泉。耳鸣腰痛先五会，次针耳门三里内。小肠气痛先长强，后刺大敦不要忙。足缓难行先绝骨，次寻条口及冲阳。

牙疼头痛兼喉痹，先刺二间后三里。胸膈痞满先阴交，针到承山饮食喜。肚腹浮肿胀膨膨，先针水分泻建里。伤寒过经不出汗，期门三里①先后看。寒疟面肿及肠鸣，先取合谷后内庭。

冷风湿痹针何处，先取环跳次阳陵。指痛挛急少商好，依法施之无不灵。此是桑君真口诀，时常②莫作等闲轻。

马丹阳天星十二穴③并治杂病歌

三里内庭穴，曲池合谷彻。委中配承山，太冲昆仑穴。

---

① 三里：原作"通里"，据《针灸全书》改。
② 时常：《针灸全书》、三多斋本均作"时常"。
③ 天星十二穴：《针灸大成》同。其他医书如《针灸玉龙经》《琼瑶神书》《针灸集书》《针灸聚英》《针灸问对》等均作"天星十一穴"。汪机曰："他家又添太冲，作十二穴，去阳陵加阳辅。"与此篇略同。

环跳与阳陵，通里并列缺。合担用法担，合截用法截。三百六十穴，不出十二诀。治病如神灵，浑如汤泼雪。北斗降真机，金锁教开彻。至人可传受，非①人莫浪说。三里足膝下，三寸两筋间。能除心腹痛，善治胃中寒。肠鸣并积聚，肿满脚胫酸。伤寒羸瘦损，气蛊疾②诸般。人过三旬后，针灸眼重观。取穴举足取，去病不为难。内庭足指内，胃脘属阳明。善疗四肢厥，喜静恶闻声。耳内鸣喉痛，数欠及牙疼。疟疾不思食，针后便③醒醒④。曲池曲肘里，曲骨陷中求。能治肘中痛，偏风半不收。弯弓开不得，臂痪怎梳头。喉闭促欲死，发热更无休。遍身风疙瘩，针后即时瘳。合谷在虎口，两指岐骨间。头痛并面肿，疟疾热还寒。体热身汗出，目暗视朦胧⑤。牙疼并鼻衄，口禁更难言。针入看深浅，令人病自安。委中曲腘里，动脉正中央。腰重不能举，沉沉夹脊梁。风痹及筋转，热病不能当。膝头难伸屈，针入即安康。承山在鱼腰，腨⑥肠分肉间。善理腰疼痛，痔疾大便难。脚气足下肿，两足尽寒酸。霍乱转筋急，穴中刺便安。太冲足大指，节后二寸中。动脉知生死，能除惊痫⑦风。咽喉肿心胀，两足不能动。七疝偏坠肿，眼目似云朦。亦能疗腰痛，针下有神功。昆仑足外踝，后跟微脉寻。腨重腰尻痛，阳踝更连阴⑧。头

---

① 非：原作"匪"，今改作通行字。
② 疾：原作"治"，据《针灸大全》改。
③ 便：原作"更"，据改同上。
④ 醒醒：《玉龙经》作"惺惺"。
⑤ 朦胧：原倒，据《针灸全书》乙正。
⑥ 腨：原作"腨"，据《玉龙经》改。
⑦ 惊痫：原作"筋痫"，据《针灸全书》改。
⑧ 阳踝更连阴：《琼瑶神书》作"腿脚及连阴"。

疼脊背急，暴喘满中心。踏地行不得，动足即呻吟。若欲求安好，须寻此穴针。环跳在足髀，侧卧下足舒。上足屈乃得，针能废毒躯。冷风并冷髀，身体似缠拘。腿重膊痛甚，屈伸转侧嘘。有病须针灸，此穴最苏危。阳陵泉膝下，外廉一寸中。膝肿并麻木，起坐腰背重。面肿胸中满，冷痹与偏风。努力坐不得，起卧似衰翁。针入五分后，神功实不同。通里腕侧后，掌后一寸中。欲言言不出，懊侬在心胸。实则四肢重，头腮面颊红。平声仍欠数，喉闭气难通。虚则不能食，咳嗽面无容。毫针微微刺，方信有神功。列缺腕侧上，盐指手交叉。专疗偏头患，偏风肘木麻。痰涎频壅上，口噤不开牙。若能明补泻，应手疾如拿。

四总穴歌

肚腹三里留，腰背委中求。头项寻列缺，面口合谷收。

千金十一穴①歌

三里内庭穴，肚腹中妙诀。曲池与合谷，头面病可彻。腰背痛相连，委中昆仑穴。胸项如有痛，后溪并列缺。环跳与阳陵，膝前兼腋胁。可补即留久，当泻即疏泄。三百六十名，十一千金穴。

---

① 千金十一穴：实则只载十穴，除"后溪"一穴外，均与上"天星十二穴"篇载穴同。

杂治病十一证歌①

攒竹丝竹主头疼，偏正皆宜向此针。更去大都徐泻动，风池又刺三分深。曲池合谷先针泻，永与除疴病不侵。据此下针无不应，管教随手便安宁。头风头痛与牙疼，合谷三间两穴寻。更向大都针眼痛，太渊穴内用行针。牙痛三分针吕细，齿疼依前指上明。更推大都左之右，交互相迎仔细寻。听会兼之与听宫，七分针泻耳中聋。耳门又泻三分许，更加七壮灸听宫。大肠经内将针泻，曲池合谷七分中。医者若能明此理，针下之时便见功。肩背并和肩膊疼，曲池合谷七分深。未愈尺泽加一寸，更于三间次第行。各入七分于穴内，少风二府刺心经。穴内浅深依法用，当时蠼疾两三经。咽喉以下至于脐，胃脘之中百病危。心气痛时胸结硬，伤寒呕哕闷涎随。列缺下针三分许，三分针泻到风池。二足三间并三里，中②冲三刺五分依。

汗出难来刺腕骨，五分针泻要君知。鱼际经渠并通里，一分针泻汗淋漓。手指三间及三里，大指各刺五分宜。汗至如若通遍体，有人明此是良医。四肢无力中邪风，眼涩难开百病攻。精神昏倦多不语，风池合谷用针通。两手三间随后泻，三里兼之与太冲。各入五分于穴内，迎随得法有神功。

风池手足指诸间，右瘫偏风左曰瘫。各刺五分随后泻，

---

① 杂治病十一证歌：《针灸集书》此篇即"马丹阳天星十一穴并治杂病穴歌"篇中的一部分，不另立篇名、义长。

② 中：原作"针"，据《针灸全书》改，与《针灸集书》《针灸聚英》合。

更灸七壮便身安。三里阴交行气泻，一寸三分量病看。每穴又加三七壮，自然瘫痪即时安。疟疾将针刺曲池，经渠合谷共相宜。五分针刺于二穴，疟病缠身便得离。未愈更加三间刺，五分深刺莫忧疑。又兼气痛增寒热，间使行针莫用迟。腿膝腰疼痞气攻，髋骨穴内七分穷。更针风市兼三里，一寸三分补泻同。又去阴交泻一寸，行间仍刺五分中。刚柔进退随呼吸，去疾除痾捻指功。肘膝疼时刺曲池，进针一寸是相宜。左病针右右针左，依此三分泻气奇。膝痛三分针犊鼻，三里阴交要七吹①。但能仔细寻其理，劫病之功在片时。

流注指微赋

疾居荣卫，扶救者针。观虚实于瘦肥，辨四时之浅深。是见取穴之法，但分阴阳而溪谷；迎风逆顺，须晓气血而升②沉。

原夫指微论中，赜义成赋，知本时之气开，说经络之流注。每披文而参其法，篇篇之誓审存。覆经而察其言，字字之功明谕。疑隐皆知，虚实总附。移疼住痛如有神，针下获安。暴疾沉痾至危笃，刺之勿误。

详夫阴日血引，值阳气流口温针暖，牢濡深求。诸经十二作数，络脉十五为周。阴俞六十脏主，阳穴七二腑收。刺阳经者，可卧针而取；夺血络者，先俾指而柔。呼为迎而吸

---

① 七吹：灸七炷。
② 升：原作"星"，据《针灸全书》改。

作补，逆为鬼而从何忧。淹疾延患，着灸之由。躁烦药饵而难极，必取八会；壅肿奇经而蓄邪，纤犹砭瘳。

况夫甲胆乙肝，丁心壬水，生我者号母，我生者名子。春井夏荣乃邪在，秋经冬合乃刺矣。犯禁忌而病复，周日衰①而难已。孙络在于肉分，血行出于支里。闷昏针晕，经虚补络须然②；痛实痒虚，泻子随母要指。

想夫先贤迅效，无出于针；今人愈疾，岂离于医。徐文伯泻孕于苑内，斯由甚速；范九思疗咽于江夏，闻见言希。

大抵古今遗迹，后世皆师。王纂针魅而立康，獭从被出；秋夫疗鬼而臧效，魂免伤悲。既而感指幽微③，用针须协乎深浅④，又宜察于久新、脏腑、寒热。接气通经，短长依法，里外之绝，赢盈必别⑤。勿刺大劳，使人气乱而神堕；慎妄⑥呼吸，防他针昏而闭血。又以常寻古义，由⑦有藏机，遇高贤真趣，则超然得悟；逢达人示教，则表我扶危⑧。男女气脉行分时合度，养时刻注穴穴须依⑨。

今详定疾病之仪，神针法式。广搜《难》《素》之秘密文辞，深考诸家之肘函妙臆。故称泸江流注之指微，以为后学之规则。

---

① 衰：原作"海"，据《针灸全书》改。
② 须然：原作"虽然"，据改同上。
③ 王纂针魅……感指幽微：此节原无，据《针灸全书》补。
④ 须协乎深浅：《子午流注针经》原作"用针直诀，窍齐于筋骨皮肉刺要"。
⑤ 短长依法，里外之绝，赢盈必别：原无，据《针灸全书》补。
⑥ 妄：原作"勿"，据《针灸全书》改。
⑦ 由：原作"恐"，据改同上。
⑧ 扶危：原作"愚忠"，据《针灸全书》改。
⑨ 男女气脉……穴须依：此句全无，据《针灸全书》补。

通玄指要赋

必欲治病，莫如用针。巧运神机之妙，功开圣理之深。外取砭针，能蠲邪而辅正；中含水火，善回阳而倒阴。

原夫络别支殊，经交错综。或沟渠溪谷以岐异，或山海丘陵而隙共①。斯流派以难暌，在条纲而有统。理繁而昧，纵补泻有何功，法捷而明，必迎随而得用。

且如行步难移，太冲最②奇。人中除脊膂之强痛，神门去心性之呆痴。伤风项急，须③求于风府；头晕目眩，要觅于风池。耳闭须听会而治也，眼痛则合谷以推之。胸结身黄，泻涌泉而即可；脑昏目赤，泻攒竹以便宜。若见两肘之拘挛，仗曲池而平扫。牙齿痛吕细堪治，头项强承浆可痊④。太白宣导于气冲，阴陵开通于水道。腹膨而胀，夺内庭以休迟；筋转而疼，泻承山而在早。

大抵脚腕痛，昆仑可解；股膝疼，阴市能医。痫发癫狂兮，凭后溪而疗理；疟生寒热兮，仗间使以扶持。期门罢胸满血膨⑤，劳宫退胃翻心痛⑥。

稽夫大敦，去七疝之偏坠，王公谓此；三里去五劳之羸瘦，华佗言斯。固知腕骨祛黄，然谷为肾，行间治膝肿目疾，尺泽去肘疼筋紧。目昏不见，二间宜取；鼻窒无闻，迎

---

① 共：原作"同"，据《针灸全书》改。
② 最：原作"是"，据《针灸全书》改。
③ 须：别本均作"始"，与《针经指南》诸书合。
④ 痊：别本均作"保"，与窦氏原文合。
⑤ 血膨：此后别本有"而可以"三字。
⑥ 心痛：此后别本均有"以何疑"三字。

香可引。肩井除两臂之难任，攒竹疗头疼之不忍。咳嗽寒痰，列缺①堪治；眵矇冷泪，临泣堪攻。髋骨将腿痛以祛残，肾俞以腰痛而泻尽。又见越人治尸厥于维会，随手而苏；文伯能泻死胎于阴交，应针而殒。

圣人于是察麻与痛，分实与虚。实则自外而入也，虚则自内而出之。是故济母而裨其不足，夺子而平其有余。观二十七之经络，一一明辨，据四百四之病症，件件皆除。故得夭枉都无，跻斯民于寿域。机微已判，彰往古之玄书。

抑又闻心胸②病，求掌后之大陵；肩背疼、责肘前之三里。冷痹肾余，取定阳阴之土。连脐腹痛，泻足少阴之水。脊间心后者，针中渚而立痊；胁下筋边者，刺阳陵而即止。头强痛，拟后溪以安然；腰背疼，在委中而顿愈。夫用针之士，于此理苟明者焉。收祛邪之功，而在乎捻指③。

灵光赋

黄帝岐伯针灸诀，依他经里分明说。三阴三阳十二经，更有两经分八脉。灵光典注极幽深，偏正头疼泻列缺。睛明治眼努肉攀，耳聋气痞听会间。两鼻鼽衄针禾髎，鼻窒不闻迎香间。治气上壅足三里，天突宛中治喘痰。心痛手颤针少海，少泽应除心下寒。两足拘挛觅阴市，五般腰痛委中安。脾俞不动泻丘墟，复溜治肿如神医。牦鼻治疗风邪痰，住喘

---

① 列缺：原作"列症"，据《针灸全书》改。
② 胸：原误作"骨"，据《针灸大全》改。
③ 夫用针……在乎捻指：此句原无，据《针灸全书》补。

脚痛昆仑愈。后跟痛在仆参求，承山筋转并久痔。足掌下去寻涌泉，此法千金莫妄传。此穴多治妇人疾，男蛊女孕两病痊。百会鸠尾治痢疾，大小肠俞大小便。气海血海疗五淋，中脘下脘治腹坚。伤寒过经期门应，气刺两乳求太渊。大敦二穴主偏坠，水沟间使治邪癫。吐而定喘补尺泽，地仓能止口流涎。劳宫医得身劳倦，水肿水分灸即安。五指不伸中渚取，颊车可针牙齿愈。

阴跷阳跷两踝边，脚气四穴先寻取。阴阳陵泉亦主之，阴跷阳跷与三里。诸穴一般治脚气，在腰玄机宜正取。膏肓岂止治百病，灸得玄切病须愈。针灸一穴数病除，学人尤宜加仔细。

悟得明师流注法，头目有病针四肢。针有补泻明呼吸，穴应五行顺四时。悟得人身终造化，此歌依旧是筌谛。

席弘赋

凡欲行针须审穴，要明补泻迎随诀。胸背左右不相同，呼吸阴阳男女别。气刺两乳求太渊，未应之时泻列缺。列缺头疼及偏正，重泻太渊无不应。耳聋气痞听会针，迎香穴泻功如神。

谁知天突治喉风，虚喘须寻三里中。手连肩脊痛难忍，合谷针时要太冲。曲池两手不如意，合谷下针宜仔细。心疼手颤少海间，若要根除①觅阴市。但患伤寒两耳聋，金门听会疾如风。

---

① 根除：原倒，据《针灸全书》乙正。

五般肘痛寻尺泽，太渊针后却收功。手足上下针三里，食癖气块凭此取。鸠尾能治五般痫，若下涌泉人不死。胃中有积刺璇玑，三里功多人不知。阴陵泉治心胸满，针到承山饮食思。

大杼若连长强寻，小肠气痛即行迟。委中专治腰间痛，脚膝肿时寻至阴。气滞腰疼不能立，横骨大都宜救急。气海专能治五淋，更针三里随呼吸。期门穴主伤寒患，六日过经犹未汗。但向乳根二肋间，又治妇人生产难。耳内蝉鸣腰欲折，膝下明存三里穴。若能补泻五会间，且莫逢人容易说。睛明治眼未效时，合谷光明安可缺。人中治癫功最高，十三鬼穴不须饶。水肿水分兼气海，皮内随针气自消。冷嗽先宜补合谷，却须针泻三阴交。牙齿肿痛并咽痹，二间阳溪疾怎逃。更有三间肾妙善①，主除肩背浮风劳。若针肩井须三里，不刺之时气未调。最是阳陵泉一穴，膝间疼痛用针烧。委中腰痛脚挛急，取得其经血自调。脚痛膝肿针三里，悬钟二陵三阴交。更向太冲须引气，指头麻木自轻飘。转筋目眩针鱼腹，承山昆仑立便消。肚疼须是公孙妙，内关相应必然瘳。冷风冷痹疾难愈，环跳腰间针与烧。风府风池寻得到，伤寒百病一时消。阳明二日寻风府，呕吐还须上脘疗。妇人心痛心俞穴，男子痃疼三里高。小便不禁关元好，大便闭涩大敦烧。腕骨腿疼三里泻，复溜气滞便离腰。从来风府最难针，却用功夫度浅深。倘若膀胱气未散，更宜三里穴中寻。若是七疝小肠痛，照海阴交曲泉针。又不应时求气海，关元同泻效如神。小肠气撮痛连脐，速泻阴交莫得迟。良久涌泉针取

---

① 肾妙善：别本均作"肾俞妙"，"善"字属下读。

气，此中玄妙少人知。小儿脱肛患多时，先灸百会次鸠尾。久患伤寒肩背痛，但针中渚得其宜。肩上痛连脐不休，手中三里便须求。下针麻重即须泻，得气之时不用留。腰连胯痛急必大，便于三里攻其隘，下针一泻三补之，气上攻噎只管在，噎不住时气海灸，定泻一时立便瘥。补自卯南转针高，泻从卯北莫辞劳。逼针泻气令须吸，若补随呼气自调。左右捻针寻子午，抽针泻气自迢迢。用针补泻分明说，更用搜穷本与标。咽喉最急先百会，太冲照海及阴交。学者潜心宜熟读，席弘治病最名高。

卷之二

标幽①赋

拯救之法，妙用者针。

夫今人愈疾，岂离于医治。劫病之功，莫妙于针刺。故经云：拘于鬼神者，不可与言至德；恶于针石者，不可与言至巧。正此之谓。

察岁时于天道。

夫人身十二经，三百六十节，以应一岁十二月三百六十日。岁时者，春暖、夏热、秋凉、冬寒，此四时之正气。苟或春应暖而反寒，夏应热而反凉，秋应凉而反热，冬应寒而反暖。是故冬伤于寒，春必温病；春伤于风，夏必飧泄；夏伤于暑，秋必痎疟；秋伤于湿，上逆而咳。岐伯曰：凡刺之法，必候日月星辰，四时八正之气，气定乃刺焉。是故天温月明，则人血淖液而卫气浮，故血易泻，气易行；天寒日阴，则人血凝滞而卫气沉，故血难泻，气难行。月始生，则气血始精，卫气始行；月廓满，则气血实，肌肉坚；月廓空，则气血虚，肌肉减，是以因天时而调血气也。天寒无刺，天温无凝；月生无泻，月满无补，月廓空无治，是谓得天时而调之。若日月生而泻，是谓脏虚；月满而补，血气扬溢，络有留血，名曰重实。月廓空而治，是谓乱经。阴阳相错，真邪不别，沉以留止，外虚内乱，淫邪乃起。又曰：天有五运，金水木火土也；地有六气，风寒暑湿燥热也。学人必

---

① 幽：三多斋本及朱鼎臣《徐氏针灸全书》并同，为"由"，当据《针经指南》《玉龙经》《医学纲目》作"幽"。

察斯焉。

定形气于予心。

经云：凡用针者，必先度其形之肥瘦，以调其气之虚实。实则泻之，虚则补之。以定其形气于我心矣。形盛脉细，少气不足以息者，危。形瘦脉大，胸中多气者，死。形气相得者，生，不调者病，相失者死。是故色脉不顺而莫针，戒之戒之。

春夏瘦而刺浅，秋冬肥而刺深。

经云：病有沉浮，刺有浅深，无太过不及。各至其理，无过其道。过之则内伤，不及则外壅，壅则邪从之。浅深不得宜，反为大贼。内伤五脏，后生大病。故曰：春病在毫毛腠理，夏病在皮肤。故春夏之人，阳气轻浮，肌肉瘦薄，血气未盛，宜刺之浅。秋病在肌肉，冬病在筋骨。秋冬则阳气收藏，肌肉肥厚，血气充满，刺之宜深。又云：春刺十二井，夏刺十二荥，季夏刺十二俞，秋刺十二经，冬刺十二合，以配木火土金水。理见《子午流注》。

不穷经络阴阳，须宜刺禁。

经有十二：手太阴肺，少阴心，厥阴心包络，太阳小肠，少阳三焦，阳明大肠；足太阴脾，少阴肾，厥阴肝，太阳膀胱，少阳胆，阳明胃也。络有十五：肺络列缺，心络通里，心包络内关，小肠络支正，三焦络外关，大肠络偏历，脾络公孙，肾络大钟，肝络蠡沟，膀胱络飞扬，胆络光明，胃络丰隆，阴跷络照海，阳跷络申脉，脾之大络大包，督脉络长强，任脉络屏翳也。阴阳者，天之阴阳，平旦至日中，天之阳，阳中之阳也。日中至黄昏，天之阳，阳中之阴也。合夜至鸡鸣，天之阴，阴中之阴也。鸡鸣至平旦，天之阴，阴中之阳也。故人亦应之。夫言人之阴阳，则外为阳，内为阴。言身之阴阳，则背为阳，腹为阴。手足皆以赤白肉分之。言脏腑之阴阳，则五脏为阴，六腑为阳。是以春夏之病在阳，秋冬之病在阴，皆视其所在，与施针石也。又言背为阳，阳中之阳，心也；阳中之阴，肺也。腹为阴，阴中之阴，肾也；阴中之阳，肝也；阴中之至阴，脾也。此皆阴阳、表里、内外、雌雄相输应也，是以应天之阴阳。学人苟不明此经络、阴阳、升降，左右不同之理，如病在阳明，反攻厥阴，病在太阳，反和太阴，遂致贼邪未除，本气受弊，则有劳无功，禁刺之犯，岂可免哉。

既论脏腑虚实，须向经寻。

脏者，心、肝、脾、肺、肾也。腑者，胆、胃、大小肠、三焦、膀胱也。虚者痒麻也，实者肿痛也。脏腑居在内，经络行乎外。虚则补其母，实则泻其子。如心病虚，则补肝木，实则泻脾土。又且本经亦有子母，如心之虚，取少海穴以补之，实则取少府穴以泻之。诸经皆然，并不离乎五行相生之理矣。

原夫起自中焦，水初下漏，太阴为始，至厥阴而方终。穴出云门，抵期门而最后。

此言平人气象气脉，行于十二经，一周为身，除任督之外，计三百九十三穴。一日一夜有百刻，分于十二时，每一时有八刻二分，每一刻计六十分，一时共计五百分。每日寅时，太阴肺脉生自中焦中府穴，出于云门起，至少商穴止。卯时阳明大肠经，自商阳穴至迎香穴。辰时阳明胃经，自头维至厉兑。巳时太阴脾经，自隐白至大包。午时少阴心经，自极泉至少冲。未时太阳小肠经，自少泽至听宫。申时太阳膀胱经，自睛明至至阴。酉时少阴肾经，自涌泉至俞府。戌时心包络，自天池至中冲。亥时少阳三焦经，自关冲至禾髎。子时少阳胆经，自瞳子髎至窍阴。丑时厥阴肝经，自大敦至期门而终。

经有十二，别络走三百余支。

十二经者，即手足三阴三阳之正经也。别络者，除十五络，又有横络、丝络，不知其纪，散走于三百余支之脉。

正侧偃伏，气血有六百余候。

此言经络或正或侧，或仰或伏，而气血循行孔穴，一周于身，荣行脉中三百余候，卫行脉外，三百余候。

手足三阳，手走头而头走足；手足三阴，足走腹而胸走手。

此言经络阴升阳降，气血出入之机，男女无以异。

要识迎随，须明逆顺。

迎随者，要知荣卫之流注，经脉之往来也。明其阴阳之经，逆顺而取之。迎者，以针头朝其源而逆之；随者，以针头从其流而顺之。是故逆之者为泻，为迎，顺之者为补、为随。若能知迎知随，令气必和，和气之方，必通阴阳升降上下，源流往来，逆顺之道明①矣。

况夫阴阳气血，多少为最。厥阴太阳，少气多血；太阴少阴，少血多气；而又气多血少者，少阳之分；气盛血多者，阳明之位。

此言三阴三阳，气血多少之不同，取之必记为最要也。

先详多少之宜，次察应至之气。

言用针者，先明正文气血之多少，次观针气之来应也。

轻滑慢而未来，沉涩紧而已至。

轻浮、滑虚、慢迟也。入针之后，值此三者，乃真气之未到也。沉重、涩滞、紧实也。入针之后，值此三者，是正气之已来也。

既至也，量寒热而留疾。

留，住也；疾，速也。此言正气既至，必审寒热而施之。故经云：刺热须至寒者，必留针。阴气隆至，乃呼之去除，其穴不扪。刺寒须至热者，阳气隆至，针气必然，乃吸之去疾，其穴急扪。

未至也，据虚实而痛气。

此言针气之未来也。经云：虚则推纳进搓，以补其气。实则循扪弹怒，以引其气。

气之至，如鱼吞钓饵之浮沉；气未至，如闭处幽室之

---

① 明：原无，据《针灸全书》补。

深邃。

气既至，则针有①涩紧，似鱼吞钓，或沉或浮而动。其气不来，针自轻滑，如闭居静室之中，寂然无所闻也。

气至速而效速，气至迟而不治。

言下针若得气来速，则病易痊，而效亦速也。气若来迟则病难愈，而有不治之忧。故赋云：气速效速，气迟效迟，候之不至，必死无疑矣。

观夫九针之法，毫针最微，七星可应，众穴主持。

昔黄帝制九针者，上应天地，下应阴阳四时。九针之名，各不同形。一曰镵针以应天，长一寸六分，头尖末锐，去泻阳气。二曰员针以应地，长一寸六分，针如卵形，揩磨分肉间，不得伤肌肉，以泻分气。三曰鍉针以应人，长三寸半，锋如黍粟之锐，主脉如陷，以致其气。四曰锋针，以应四时，长一寸六分，刃三隅，以发痼疾。五曰铍针，以应五音，长四寸，广二分半，末如剑锋，以取大脓。六曰员利针，以应六律，长一寸六分六厘，且员且锐，中身微大，以取暴气。七曰毫针，以应七星，长三寸六分，尖如蚊虻喙，静以徐往，微以久留之而痒，以取痛痹。八曰长针，以应八风，长七寸，锋利身薄，可以取远痹。九曰大针，以应九野，长四寸，其锋微员，尖如挺，以泻机关之水。九针毕矣。此言九针之妙，毫针最精，能应七星，又为三百六十穴之主持也。

本形金也，有蠲邪扶正之道。

本形，言针也，针本出于金。古人以砭石，今人以针代之。蠲，除也。邪气盛，针能除之。扶，辅也。正气衰，针能辅之。

短长水也，有决疑②开滞之机。

此言针有长短，犹水之长短也。人之气血凝滞而不通，犹水之凝

---

① 有：《针灸大成》为"有"，三多斋、《针灸全书》作"自"，义顺。
② 疑：各本同，与注文不合。《玉龙经》《普济方》《医学纲目》作"凝"。

滞而不通也。水之不通，决之使流于湖海。气血不通，针之使周于经脉，故言针应水也。

定刺象木，或斜或正。

此言木有斜正，而用针亦有或斜或正之不同，刺阳经者，必斜卧其针，毋伤其卫；刺阴分者，必正立其针，毋伤其荣。故言针应木也。

口藏比火，进阳补赢。

口藏，以针含于口也。气之温，如火之温也。赢，瘦也。凡欲下针之时，必效仿真人，口温针暖，使荣卫相接。进己之阳气，补彼之瘦弱。故言针应火也。

循机扪而可塞以象土。

循者，用手上下循之，使气血往来也。机扪者，针毕以手扪闭其穴，如用土填塞之义。故言针应土也。

方知是应五行而不虚。

五行者，金水木火土也。此结上文，针能应五行之理。

然是一寸六分，包含妙理。

言针虽但长一寸六分，能巧运神机之妙，中含水火，阴阳之理最玄妙也。

或细桢于毫发，同贯多岐。

桢，针之干也。岐，气血往来之路也。言针之干虽如毫发之微小，能贯通诸经血气之道路也。

可平五脏之寒热，能调六腑之虚实。

平，治也；调，理也。言针能调治脏腑之疾。有寒则泄①之，有热则清之。虚则补之，实则泻之。

拘挛闭塞，遣八邪而去矣。

---

① 泄：三多斋本、《针灸全书》作"温"，据《针灸大成》改。

拘挛者，筋脉之拘束也，闭塞者，气血不通也。八邪者，所以候八风之虚邪也。言疾有挛闭者，必驱散八风之邪也。

寒热痛痹，开四关而已之。

寒者，身作颤而发寒也。热者，身作潮而发热也。痛，疼痛也。痹，麻木也。四关者，五脏有六腑，六腑有十二原，十二原出于四关，太冲、合谷是也。

凡刺者，使本神朝而后入。即刺也，使本神定而气随。神不朝而勿刺，神已定而可施。

凡用针者，必使患者精神已朝，而后方可入针。既刺之，必使患者精神才定，而后施针行气。若气不朝，其针为轻滑，不知疼痛，如插豆腐者，莫与进之，必使之候。如神气既至，针自紧涩，可与依法察虚实而施之。

定脚处，取气血为主意①。

言欲下针之时，必取阴阳气血多少为主，详见上文。

下手处，认水木是根基。

下手，亦言用针也。水者，母也。木者，子也。是水能生木也。是故济母裨其不足，夺子平其有余。此言用针必先认子母相生之义。举水木而不及土金火者，省文也。

天、地、人三才也。涌泉同璇玑、百会。

百会一穴在头，以应乎天；璇玑一穴在胸，以应乎人；涌泉二穴在足掌心，以应乎地，是谓三才也。

上、中、下三部也，大包与天枢、地机。

大包二穴在乳后，为上部。天枢二穴在脐旁，为中部。地机二穴在足腑，为下部。是谓三部也。

阳跷、阳维并督脉，主肩、背、腰、腿在表之病。

---

① 主意：原作"上意"，据《针灸全书》改。

阳跷脉起于足跟中，循外踝，上入风池。阳维脉维持诸阳之会。如腑会太仓之类。督脉起自下极之俞，并与脊里上行风府，过脑、额、鼻，入龈交穴也。言此奇经三脉属阳，主治肩、背、腰、腿在表之疾也。

阴跷、阴维、任、冲、带，去心腹胁肋在里之凝。

阴跷脉，亦起于足跟，循内踝上行至咽喉，交贯冲脉。阴维脉，维持诸阴之交，如足太阴之脉交出厥阴之前。任脉，起于中极之下，循腹上至咽喉而终，冲脉，起于气冲，并足阳明之经，夹脐上行，至胸中而散也。带脉，起于季胁，回身一周，如系带也。言此奇经五脉属阴，能治心腹胁肋在里之疾也。

二陵、二跷、二交，似续而交五大。

二陵者，阴陵泉，阳陵泉也。二跷者，阴跷、阳跷也。二交者，阴交、阳交也。续，接续也。五大者，五体也。言此六穴，递相交接于两手两足并头也。

两间、两商、两井，相根据而列两肢。

两间者，二间三间也。两商者，少商商阳也。两井者，天井肩井也。言六穴，相依而分别于手之两肢也。

是见取穴之法，必有分寸，先审自意，次观肉分。

此言取量穴法，必以男左女右，中指与大指相屈如环，取内侧纹两角为一寸，各随长短大小取之，此乃同身之寸。先审病者，是何病，属何经，用何穴，于我意。次察病者，肥瘦长短，大小肉分，骨节发际之间，量度以取之。

或伸屈而得之，或平直而安之。

伸屈者，如取环跳之穴，必须伸下足，屈上足以取之，乃得其穴。平直者，或平卧而取之，或正坐而取之，或直立而取之。自然安定，如承浆在唇下宛宛中之类也。

在阳部筋骨之侧，陷下为真。在阴分郄腘之间，动脉相应。

阳部者，诸阳之经也。如合谷、三里、阳陵泉等穴，必取夹骨侧指陷中为真也。阴分者，诸阴之经也，如箕门、五里、太冲等穴，在屈心之间，必以动脉应指，乃为真穴也。

取五穴用一穴而必端，取三经用一经而可正。

此言取穴之法，必须点取五穴之中而用一穴，则可为端的矣。若用一经，必须取三经而正一经之是非也。

头部与肩部详分，督脉与任脉易定。

头部与肩部，则穴繁多，但医者以自意详审大小、肥瘦而分之；督、任二脉、值乎背腹中行，而有分寸则易定也。

明标与本，论刺深刺浅之经。

标本者，非止一端也，有六经之标本，有天地阴阳之标本，有传病之标本。夫六经之标本者，足太阳之本，在足跟上五寸，标在目也。足少阳之本在窍阴，标在耳也。足阳明之本在厉兑，标在人迎、颊挟、颃颡也。足太阴之本在中封前上四寸，标在背脾俞与舌本也。足少阴之本在内踝上三寸中，标在背肾俞与舌下两脉也。足厥阴之本在行间上五寸中，标在背肝也。手太阳之本在手外踝后，标在命门之上一寸也。手少阳之本在小指、次指之间上一寸，标在耳后上角下外眦也。手阳明之本，在肘骨中上别阳，标在额下合钳上也。手太阴之本在寸口之中，标在腋内动脉也。手少阴本在锐骨之端，标在背心俞也，手厥阴之本在掌后两筋之间二寸中，标在胁下三寸也。此乃十二经之标准。

经云：病有标本，刺有逆从浅深之理。凡刺之方，必别阴阳，前后相应，逆从得施，标本相移。故曰有其在标而求之于标，有其在本而求之于本，有其在本而求之于标，有其在标而求之于本。故治有取标而得者，有取本而得者，有逆取而得者，有从取而得者。故明知标本者，万举万当，不知标本者，是谓妄行。夫阴阳标本，逆从之道也。以浅而知深，察近而知远，标本易言而世人识见无能及也。治反为逆，治得为从。先病而后逆者，先逆而后病者，先病而后生寒者，先热而后生病者，此五者俱治其本也。先热而后中满者，治其标。先病而后泄者，治其本。先泄而后生他病者，治其本，必且调之，乃治其他病。先病而后中满者，治其标；先中满而后烦心者，治其本。大小便不利治其标，大小便利治其本。大小便不利而生病者，治其本。病发而有余，本而标之，先治其本，后治其标。病发而不足，标而本之，先治其标，后治其本。又云：得病日为本，传病为标也。浅深者，刺阳经必中荣，须浅而卧针，无伤于卫也。刺阴分中卫，须深而立针，无损于荣也。此谓阴阳标本，浅深之道也。

住痛移疼，取相交相贯之径。

此言用针之法，有住痛移疼之功者，先以针左行左转而得九数，复以右行右转而得六数，此乃阴阳交贯之道也。经脉亦有交贯，如太阴肺之列缺，交于阳明大肠之路，阳明胃之丰隆别走于太阴脾经，此之类也。

岂不闻脏腑病而求门、海、俞、募之类。

门海者，如章门，气海之类。俞者，五脏六腑之俞也，俱在背部二行中。募者，脏腑之募。肺募中府，心募巨阙，胃募中脘，肝募期门，胆募日月，脾募章门，肾募京门，大肠募天枢，小肠募关元，但三焦、包络，膀胱无募矣。此言五脏六腑之有病，必取此门海俞募之穴之微妙矣。

经络滞而求原别交会之道。

原者，十二经之原也。别，阳别也。交，阴交也。会，八会也。夫十二原者，胆原丘墟，肝原太冲，小肠原腕骨，心原神门，胃原冲阳，脾原太白，小肠原合谷，肺原太渊，膀胱原京骨，肾原太溪，三焦原阳池，包络原大陵。八会者，血会膈俞，气会膻中，脉会太渊，筋会阳陵泉，骨会大杼，髓会绝骨，脏会章门，腑会中脘也。此言经络血气凝结不通者，必取此原别交会之穴而刺之。

更穷四根三结，依标本而刺无不痊。

根结者，十二经之根结也。《灵枢经》云：足太阴根于隐白，结于太仓也。足少阴根于涌泉，结于廉泉也。厥阴根于大敦，结于玉堂也。太阳根于至阴，结于目也。阳明根于厉兑，结于钳耳也。少阳根于窍阴，结于耳也。手太阳根于少泽，结于天窗、支正也。手少阳根于关冲，结于天牖、外关也。手阳明根于商阳，结于扶突、偏历也。手三阴之经未载，不敢强注。又云四根者，耳根、鼻根、乳根、脚根也。三结者，胸结、腹结、便结也。此言能究根结之理，根据上文标本之法刺之，则疾无不愈也。

但用八法五门，分主客而刺无不效。

八法者，奇经八脉也。公孙冲脉胃心胸，内关阴维下总同，临泣胆经连带脉，阳维目锐外关逢。后溪督脉内眦颈，申脉阳跷络亦通，列缺肺任行肺系，阴跷照海膈喉咙。五门者，天干配合，分于五也。甲与己合，乙与庚合，丙与辛合，丁与壬合，戊与癸合也。主客者，公孙主内关客也，临泣主外关客也，后溪主申脉客也，列缺主照海客也。此言若用八法，必以五门，推时取穴，先主后客，而无不效也。详载四卷之中。

八脉始终连八会，本是纪纲。

八脉者，即奇经也，注见上文。八会者气、血、脉、筋、骨、髓、脏、腑之八会也，亦注见前。纪纲者，如纲之有纲也。此言奇经八脉起止，连及八会，本是人身经脉之纲领也。

十二经络十二原，是一枢要。

十二经、十五络、十二原穴，俱注见前。此言十二原者，乃十二经络出入门户之枢纽也

一日取六十六穴之法，方见幽微。

六十六穴者，即子午流注，井荥俞原经合也。阳干注腑三十六穴，阴干注脏三十穴，共成六十六穴，俱载于后子流注图中。此言经络一日一周于身、历行十二经穴。当此之时酌取流注之中一穴用之，

则幽微之理可见矣。

一时取一十二经之原，始知要妙。

十二经原，注见于前。此言一时之中，当审此日是何经所主，当此之时该取本日此经之原穴而刺之，则流注之法玄妙始可知矣。

原夫补泻之法，非呼吸而在手指。

此言补泻之法，非但呼吸，而在乎手指之法也。法分十四者，循扪提按，弹捻搓盘，推纳动摇，爪切进退出摄者是也。法则如斯，巧拙在人之活法，备详《金针赋》内。

速效之功，要交正而识本经。

交正者，如大肠与肺为传送之府，心与小肠为受盛之官，脾与胃为消化之官，肝与胆为清净之位，膀胱与肾阴阳相通，表里相应也。本经者，受病之经。如心之病，必取小肠之穴兼之。余仿此。言能识本经之病，又要认交经正经之理，则针之功必速矣。

交经缪刺，左有病而右畔取。

缪刺者，刺络脉也。右痛而刺左，左痛而刺右，此乃交经缪刺之理也。

泻络远针，头有病而脚上针。

三阳之经，从头下足，故言头有病，必取足穴而刺之。

巨刺与缪刺各异。

巨刺者，刺经脉也。痛在左而右脉病者，则巨刺之，左痛刺右，右痛刺左，中其经也。缪刺者，刺络脉也，身形有痛，九候无病，则缪刺之，右痛刺左，左痛刺右，中其络也。经云：左盛则右病，右盛则左病。亦有移易者，右痛未已而左脉先病。如此者，必巨刺之，中其经，非络脉也。故络病，其痛与经脉缪处，故曰缪刺。此刺法之相同，但一中经，一中络之异耳。

微针与妙刺相通。

微针者，刺之巧也；妙刺者，针之妙也。言二者之相通也。

观部分而知经络之虚实。

言针入肉分，则以天人地三部而进，必察其得气，则内外虚实而可知矣。又云：察脉之三部，则知何经虚，何经实也。

视沉浮而辨脏腑之寒温。

言下针之后，看针气缓急，可决脏腑之寒热也。

且夫先令针耀，而虑针损；次藏口内，而欲针温。

言欲下针之时，必先令针光耀，看针莫有损坏，次将针含于口内，令针温暖，与荣卫相接，无相触犯也。

目无外视，手如握虎，心无内慕，如待贵人。

此戒用针之士，贵乎专心诚意而自重也。令目无他视，手如握虎，恐有伤也。心无他想，如待贵人，恐有责也。经云：凡刺之道，必观其部，心无别慕，手如擒虎，犹待贵人，不知日暮，着意留心，不失其所，此之谓也。

左手重而多按，欲令气散。右手轻而徐入，不痛之因。

言欲下针之时，必先以左手大指爪甲于穴上切之，则令其气散，以右手持针，轻轻徐入，此乃不痛之因也。

空心恐怯，直立侧而多晕。

空心者，未食之前。此言无刺饥人，其气血未定，则令人恐惧，有怕怯之心，或直立或侧卧，必有眩晕之咎也。

背目沉掐，坐卧平而没昏。

此言欲下针之时，必令患人勿视所针之处。以手爪甲重切其穴，或卧或坐，而无昏闷之患也。

推于十干十变，知孔穴之开阖。

十干者，甲、乙、丙、丁、戊、己、庚、辛、壬、癸也。十变者，逐日临时之变也。备载四卷《灵龟八法》之中。故得时为之开，失时为之阖。苟能明此，则知孔穴之得失也。

论其五行、五脏，察日时之旺衰。

五行、五脏俱注见前。此言病于本日时之下，得五行生者旺，受五行克者衰。知心之病，得甲乙之日时者，生旺；遇壬癸之日时者，克衰。余皆仿此。

伏如横弩，应若发机。

此言用针之捷效，如射之发中也。

阴交、阳别而定血晕，阴跷、阳维而下胎衣。

阴交穴有二，一在脐下一寸，一在足内踝上三寸，名三阴之交也。此言二穴能定妇人之血晕，又言照海、内关二穴，能下产妇之胎衣也。

痹厥偏枯，迎随俾经络接续。

痹厥者，四肢厥冷麻痹也。偏枯者，中风半身不遂偏枯也。言治此证，必须接气通经，更以迎随之法，使血脉贯通，经络接续也。

漏崩带下，温补使气血依归。

漏崩带下者，女子之疾也。言有此证，必须温针待暖以补之，使荣卫调和而归依也。

静以久留，停针待之。

此言下针之后，必须静而久停之。

必准者，取照海治喉中之闭塞；端的处，用大钟治心内之呆痴。

照海等穴，俱载折量法中，故不重录。

大抵疼痛实泻，痒麻虚补。

此言疼痛者热，宜泻之以凉；痒麻者冷，宜补之以暖。

体重节痛而俞居，心下痞满而井主。

俞者，十二经中之俞穴。井者，十二经中之井也。

心胀咽痛，针太冲而必除；脾冷胃疼，泻公孙而立愈。胸满腹痛，刺内关；胁痛肋疼，针飞虎。

太冲等穴，俱载后图。但飞虎穴即章门穴也。又云是支沟穴，以手于虎口一飞，中指尽处是穴也。

筋挛骨痛而补魂门，体热劳嗽而泻魄户。头风头痛，刺申脉与金门；眼痒眼疼，泻光明于地五。泻阴郄止盗汗，治小儿骨蒸；刺偏历利小便，医大人水蛊。中风环跳而宜刺，虚损天枢而可取。

地五者，即地五会也。

由是午前卯后，太阴生而疾温；离左酉南，月死朔而速冷。

此以月生死为期，午前卯后者，辰、巳二时也。当此之时，太阴月之生也，是故月廓空无泻宜疾温之。离左酉南者，未、申二时也。当此时分，太阴月之死也。是故月廓盈无补，宜速冷之。将一月而比一日也。经云：月生一日一痏；二日二痏，至十五日十五痏，十六日十四痏，十七日十三痏，渐退至三十日一痏也。月望巳前谓之生，月望巳后谓之死。午前谓之生，午后谓之死也。

循扪弹弩，留吸母而坚长。

循者，用针之后，以手上下循之，使血气往来也。扪者，出针之后，以手扪闭其穴，使气不泄也。弹弩者，以手轻弹而补虚也。留吸母者，虚则补其母，须待热之至后，留吸而坚长也。

爪下伸提，疾呼子而嘘短。

爪下者，切而下针也。伸提者，施针轻浮豆许日提。疾呼子者，实则泻其子，务待寒至之后，去之速，而嘘且短矣。

动退空歇，迎夺右而泻凉。

动退，以针摇动而退也。如气不行，将针伸提而已。空歇者，撒手而停针也。迎以针逆而迎之，夺即泻其子也。如心之病，必泻脾胃之子。此言欲泻必施此法也。

推内进搓，随济左而补暖。

推纳进者，用针推内而入也。搓者，犹如搓线之状，慢慢转针，勿令太紧也。随，以针顺而随之。济则济其母也，如心之病，必补肝胆之母。此言欲补必用此法也。

慎之，大凡危疾色脉不顺而莫针。

慎之者，戒之也。此言有危笃之疾，必观其形色，而察其脉，若相反者，莫与用针。恐劳而无功，反获罪也。

寒热风阴，饥饱醉劳而切忌。

此言针不可轻用，大寒、大热、大风、大阴雨、大饥、大饱、大醉、大劳，凡此之类，决不可用针，实大忌也。

望不补而晦泻，弦不夺而朔不济。

望，每月十五日也。晦，每月三十日也。弦，有上弦、下弦。上弦，或初七或初八。下弦，或二十或二十三也。朔，每月初一日也。凡值此日，不可用针施法也。暴急之疾，则亦不可拘此。

精其心而穷其法，无灸艾而坏其皮。

此言灸也，勉医者宜专心究其穴法，无误于着艾之功，庶免于犯于禁忌，而坏人之皮肉也。

正其理而求其原，免投针而失其位。

此言针也，勉学人要明其针道之理，察病之原，则用针不失其所也。

避灸处而和四肢，四十有九；禁刺处而除六俞，二十有二。

禁灸之穴四十五，更和四肢之井，共四十九也。禁针之穴二十二，外除六腑之俞也，俱载于前。

抑又闻高皇抱疾未瘥，李氏刺巨阙而复苏，太子暴死为厥，越人针维会而再醒。肩井、曲池，甄权刺臂痛而反射。悬钟、环跳，华佗刺躄足而立行。秋夫针腰俞而鬼免沉疴，王纂针交俞而妖精立出。取肝俞与命门，使瞽士视秋毫之末。刺少阳与交别，俾聋夫听夏蚋之声。

此引先师用针，有此立效之功，以砺学人用心之诚耳。

嗟夫去圣逾远，此道渐坠，或不得意而散其学，或愆其能而犯禁忌。愚庸智浅，难契于玄言。至道渊深，得之者有几，偶述斯言，不敢示诸明达者焉。庶几乎童蒙之心启。

此先师叹圣贤之古远，针道之渐衰。理法幽深，难造其极，复以谦逊之言以结之。吁，窦太师乃万世之师，穷道契玄，尚且谦言以示后学。世之徒知一、二，而自矜自伐者，应不愧哉。

卷之三

周身折量法

夫取穴之法，必有分寸，念凤幸遇明师，口传心授，逐部折量。谨按《明堂》《铜人》《资生》《甲乙》诸经，参考订定孔穴，集成歌括，名曰《周身折量法》也。使学者易于记诵，则孔穴瞭然在目。倘有未具，以俟后之君子更加削正，庶斯道之不朽云。

先论取周身寸法

《千金》云：尺寸之法，依古者八寸为尺，八分为寸。仍取本人男左女右手中指上第一节为一寸。又有取手大拇指第一节横度为一寸。以意消详，巧拙在人。亦有长短不定者，今考定以男左女右大指与中指相屈如环，取中指中节横纹上下相去长短为一寸，谓之周身寸法为准则。

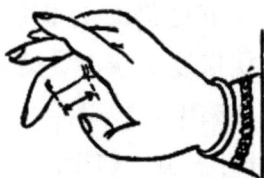

周身寸屈指量法图

中指屈其中节，以边两文之尖相去者，量之是为一寸。

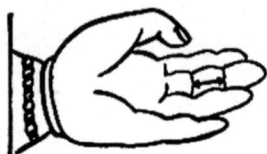

周身寸伸指量法图

中指自上节下之横文，量至中节下之中文，相去之间为一寸。

头部中行一十四穴

平眉三寸定发际，大杼三寸亦如是。却来折作尺二寸，发上五分神庭位，庭上五分名上星，星上一寸囟会真。前顶去囟一寸五，顶上寸半百会所。神聪百会四花求，各取一寸风痫主。后顶会后寸半中，强间顶后过寸五。脑户去间寸五分，户后寸半定风府，府下五分哑门中，门下五分发际终，更有明堂一穴差。（诸经俱作上星穴，头部中行折量法）

头部二行左右一十四穴

曲差夹庭寸半量，五处仍夹上星旁。处后承光寸半中，寸半通天络却在。玉枕横纹于脑户。尺寸仍准铜人数。天柱在顶后发际，大筋外廉陷中是。眉冲二穴两眉头，直上入发际相求。《铜人》经中不曾载，《明堂》经载近曲差。

头部三行左右一十二穴

临泣二穴当两目，直入发际五分属。目窗泣后量一寸，正营窗后一寸足。承灵营后寸五分，去灵寸半是脑空。风池脑后取少阳，阳经督会已当阳。三穴直上入发一寸，《铜人》不载《明堂》载，风眩鼻塞不可废也。

侧头部左右二十六穴

脑空上廉为颔厌，脑空之中号悬颅。悬厘脑空下廉取，耳上三寸天冲居。率谷耳上一寸半，曲鬓耳上当曲隅，角孙耳廓当中取，开口有空治目齿。窍阴耳上动有空，浮白耳后入发际，一寸之中审端的，颅囟耳后青络脉，瘈脉耳本后边中，鸡足青脉上相逢，完骨耳后四分际，耳尖后陷是翳风。

面部中行六穴

素髎二穴鼻柱头，鼻下人中是水沟。兑端开口唇珠上，龈交唇内齿上求。唇下宛宛承浆穴，颌下廉泉到结喉。

面部二行左右十穴

眉头有穴名攒竹，面眦之畔睛明属。巨髎八分夹鼻傍，孔畔五分迎香录。更有禾髎夹人中，相去五分左右同。

面部三行左右十穴

面部三行十穴通，眉上一寸阳白宫。目下七分取承泣，四白目下一寸同。地仓四分夹口吻，大迎曲颔前陷中。

面部四行左右十穴

本神寸半曲差傍，头维本神寸五量。丝竹空居眉后傍，瞳子目眦五分详。颧髎面颊下廉取，兑骨端下陷中当。

侧面部左右十六穴更二穴

上关一名客主人，下关之禁久留针。上关耳前开口取，下关耳下合口寻。前门目后量寸半，听会耳前陷中看。耳前缺处号耳门，听宫耳前珠子畔。耳下曲颊名颊车，和髎上前锐发下。

肩膊部左右二十六穴

肩膊之穴二十六，缺盆之上肩井当。天髎盆上髎骨际，巨骨肩端上两行。肩之前廉为臑会，肩髃膊骨陷中揣。肩髎臑上举臂取，髃后肩贞当骨解。臑腧髃上大骨中，大骨之下名天宗，天宗之前秉风穴，肩中曲髎曲垣中，肩外俞髎上廉折，肩中俞髎下廉通。

背部中行十二穴

上有大椎下尾骶，分为二十有一椎。古来自有折量法，同身三寸而取俞。七寸八分分上七，上之七节即是椎。平肩大椎大骨下。第二陶道三身柱，四柱无穴神道五，灵台第六柱下数。至阳七椎八又缺，筋缩九柱十又歇。脊柱十一十二无，十三椎下号悬枢。十四命名穴十五，阳关十六椎下睹。十七至二十俱无，二十一椎名腰俞。下去更有长强穴，请君逐一细寻之。间中七节长二分，大要十四与平脐。一尺二寸一分四，后有密户宜审思。

背部二行左右四十六穴

中行各开寸五分，第一大杼二风门。肺俞三柱厥阴四，五椎之下是心俞。督俞六椎膈俞七，八柱无俞肝九觅。胆俞下十一脾俞，十二柱下胃俞知。三焦肾俞气海俞，十三十四十五居。大肠关元俞怎量，十六十七椎两旁。十八椎下小肠俞，十九椎下取膀胱。中膂内俞柱二十，白环二十一椎量。上髎次髎中与下，一空二空夹腰踝。此为背部之二行，又有会阳阴尾傍。

背部三行二十八穴

去脊左右各三寸，第二椎下名附分。魄户第三柱下取，膏肓四椎下三分。神堂第五谚语六，膈关七柱八魂门。阳刚十意舍十一，胃仓十二椎下觅。肓门十三直肋间，志室十四椎下看。胞肓二穴十九取，秩边二十椎下止。

侧颈部左右十八穴

曲颊之后名天容，缺盆之上寻天牖。完骨之下发际上，天柱之穴天容后。颈上大筋是天窗，扶突后寸天鼎双。扶突人迎后寸半，缺盆肩下横骨当，人迎穴在颈大脉，此穴禁灸令人伤。水突穴在人迎下，气舍又居天突傍。

膺部中行七穴

天突喉下宛宛中，璇玑突下一寸逢。玑下一寸华盖穴，盖下寸六分紫宫。玉堂宫下一寸六，两乳中间是膻中。中庭膻下仍寸六，四穴各寸六分同。

膺部二行左右十二穴

璇玑之傍二寸所，巨阙之下寻俞府。腧下寸六分或中，或中寸六神藏逢。神下寸六灵墟穴，墟下寸六到神封。封下寸六步廊是，膺部二行穴尽矣。

膺部三行左右十二穴

俞府之傍二寸寻，穴名气户主胸襟。库房、屋翳、膺窗共，各去一寸六分真。乳中正当乳之上，乳根乳下六分相。

膺部四行十二穴

气户两旁二寸分，巨骨之下寻云门。云下一寸是中府，周荣穴下六分中。胸乡天溪并食窦，各下一寸六分同。

侧腋部八穴

腋下三寸名渊腋，腋前一寸名辄筋。天池在乳后一寸，大包腋下六寸真。

腹部中行十五穴

腹部中行寻鸠尾，蔽骨之下五分是。巨阙在尾下一寸，尾下二寸上脘记。尾下三寸中脘名，尾下四寸是建里。尾下五寸下脘中，尾下六寸水分比。神阙脐中气合真，脐下一寸阴交是。脐下寸半气海中，脐下二寸石门里。脐下三寸名关元，脐下四寸中极底。曲骨毛际陷中求，会阴两阴间是矣。

腹部二行左右二十二穴

幽门寸半巨阙边，下去一寸通谷然。阴都石关及商曲，肓俞中注四满连。气穴大赫并横骨，各下一寸分明言。

腹部三行左右二十四穴

幽门两旁寸半是，名曰不容依法取。下有承满与梁门，关门太乙滑肉止。以上各下一寸当，天枢二穴夹脐傍。枢下一寸外陵是，陵下二寸名大巨。水道在巨下三寸，道下二寸归来比。气冲又在归来下，鼠鼷之上一寸许。

腹部四行左右十四穴

期门在腹肝之募，不容穴旁寸半取。日月门下五分求，腹哀穴下一寸所。大横哀下三寸半，腹结横下三分看。府舍在结下三寸，横下五寸冲门断。

侧胁部左右十二穴

章门脾募季肋端，监骨腰中京门看。带脉胁下一寸八，五枢带下三寸安。五寸三分章门下，维道有穴真无价。居髎合取八寸三，胁堂二骨门腋下。

手太阴肺之经左右十八穴

少商大指端内侧，鱼际本节后散脉。太渊掌后陷中求，经渠寸口陷中得。列缺侧腕上寸半，腕上七寸孔最汗。尺泽肘中动脉中，侠白去肘五寸逢。天府在腋下三寸，以鼻取之焚灸同。

手阳明大肠之经左右二十八穴

商阳盐指内侧边，二间来寻本节前。三间节后陷中取，合谷虎口岐骨间。阳溪上侧腕中是，偏历腕后三寸安。温留腕后去五寸，池前五寸下廉看。池前四寸上廉中，池前二寸三里逢。曲池曲骨纹头尽，肘髎大骨外廉近。大脉中央寻五里，肘上三寸行向里。臂臑肘上七寸量，两筋两骨陷中取。

手厥阴心包络之经左右十六穴

中指内端是中冲，劳宫横纹在掌中。大陵掌后两筋陷，内关掌后二寸同。掌后三寸名间使，郄门去腕五寸所。曲泽肘腕横纹中，腋下三寸天泉府。

手少阳三焦之经左右二十四穴

无名指外端关冲，指间节前液门中。中渚本节后陷比，阳池手表腕上取。外关腕后二寸求，腕后三寸是支沟。会宗二穴在腕后，三寸空中一寸留。腕后四寸三阳络，四渎肘前五寸着。天井肘外骨后迁，肘上三寸清冷渊。消泺二穴在肩下，臂外腋斜肘分下。

手少阴心之经左右十八穴

小指内廉端少冲，少府掌内直劳宫，神门掌后兑骨际，去掌五分阴郄中。掌后一寸名通里，掌后寸半灵道是。少海肘内横纹取，青灵肘上三寸许，极泉液下筋间认，动脉入胸询仔细。

手太阳小肠之经左右十六穴

少泽小指外廉端，前谷侧本节前看。后溪节后掌纹尽，腕骨外侧陷中安。阳谷腕侧兑骨下，养老骨上寻外踝。支正腕后五寸在，少海肘端五分外。

足太阴脾之经左右二十二穴

大指端内侧隐白，本节后陷求大都。太白内侧核骨下，节后一寸公孙乎。商丘内踝微前高，踝上三寸三阴交。漏谷踝上六寸是，地机膝下五寸取。膝下内侧阴陵泉，血海膝膑上内廉。箕门一穴在鱼腹，动脉应手越筋间。

足厥阴肝之经左右二十二穴

足大指端名大敦，行间足指外边逢。太冲本节后二寸，踝前一寸号中封。蠡沟踝上五寸是，中都踝上七寸中。膝关犊鼻下二寸，曲泉曲膝尽横纹。阴包膝上四寸许，气冲下三寸五里。阴廉离气冲二寸，动脉中央下羊矢。

足阳明胃之经左右三十穴

厉兑指端是二指，内庭次指外间取。陷谷去庭二寸间，冲阳去庭五寸止。解溪去庭六寸半，丰隆外踝八寸比。下巨虚膝下八寸，条口膝下五寸许。上巨膝下四寸中，膝下三寸是三里。犊鼻穴在膝膑下，梁丘膝上二寸已。阴市膝上三寸求，伏兔膝上六寸取，髀关穴在伏兔后，膝根四穴膝前矣。

足少阴肾之经左右二十穴

足掌心中是涌泉，然谷直上内踝前。太溪踝后跟骨上，大钟足跟后冲迁。水泉溪下一寸觅，照海内踝下微前。此穴即是阴跷络，复溜踝上二寸连。交信踝上直二寸，太阴之后少阴前。筑宾内踝上腨分，阴谷膝内骨后边。

足少阳胆之经左右二十八穴

第四指端是窍阴，侠溪本节陷中寻。去溪一寸地五会，临泣去地寸半真。丘墟外踝前陷中，踝上三寸是悬钟。踝上四寸名阳辅，光明踝上五寸通。外丘阳交同七寸，阳陵膝下一寸逢，阳关之上二寸外，膝上五寸中渎中。风市垂手中指尽，环跳在砚子骹中。侧卧屈上伸下足，取之得法治诸风。

足太阳膀胱之经左右三十六穴

小指外侧至阴足，本节后陷中通谷。束骨节后陷中求，骨下肉际寻京骨。阳跷踝下即申脉，金门外踝下取得。仆参隅中跟骨下，昆仑跟后寻骨踝。踝上三寸跗阳当，踝上九寸名飞扬。承山兑腨肠下取，承筋在腨肠中央。合阳委中下一寸，委中在腘纹中张。委阳外廉两筋内，浮郄在阳一寸上。殷门郄上六寸比，承扶臀下阴冲止。

卷之四

论经脉有奇经八脉

《难经》云：脉有奇经八脉者，不拘于十二经，何谓也？然，有阳维，有阴维，有阳跷，有阴跷，有冲，有任，有督，有带之脉。凡此八脉，皆不拘于经，故曰奇经八脉也。经有十二，络有十五。凡二十七气相随上下，何独不拘于经也？然，圣人图设沟渠，通利水道，以备不然。天雨降下，沟渠溢满，当此之时，霶霈妄行，圣人不能复图也。此络脉满溢，诸经不能复拘也。既不拘于十二经络皆从何起何继，详见下文。

奇经八脉周身交会歌

督脉起自下极腧，并与脊里上风府，过脑额鼻入龈交，为阳脉海都纲要。任脉起于中极底，上腹循喉承浆里，阴脉之海任所为。冲脉出胞至胸止，从腹会咽络口唇，女人成经为血室，脉并少阴之肾经，与任督本于会阴，三脉并起而异行。阳跷起足跟之底，循外踝上入风池。阴跷内踝循喉嗌，本是阴阳脉别支。诸阴会起阴维脉，发足少阴筑宾郄。诸阳会起阳维脉，太阳之郄金门是。带脉周回季胁间，会于维道足少阳。所谓奇经之八脉维系诸经乃顺常。

八脉交会八穴歌

公孙冲脉胃心胸，内关阴维下总同。临泣胆经连带脉，阳维目锐外关逢。后溪督脉内眦颈，申脉阳跷络亦通。列缺任脉行肺系，阴跷照海膈喉咙。

八脉配八卦歌

干属公孙艮内关，巽临震位外关还。离居列缺坤照海，后溪兑坎申脉间。补泻浮沉分逆顺，得时呼吸不为难。祖传秘诀神针法，万病如拈立便安。

八穴相配合歌

公孙偏与内关合，列缺能消照海疴。临泣外关分主客，后溪申脉正相合。左针右病知高下，以意通经广按摩。补泻迎随分逆顺，五门八法是真科。

八法逐日干支歌

甲己辰戌丑未十，乙庚申酉九为期。丁壬寅卯八成就，戊癸巳午七相依。丙辛亥子亦七数，逐日干支即得知。

八法临时干支歌

甲己子午九宜用，乙庚丑未八无疑。丙辛寅申七作数，丁壬卯酉六须知。戊癸辰戌各有五，巳亥单加四共齐。阳日除九阴除六，不及零余穴下推。

按灵龟飞腾图有二，人莫适从，今取其效验者录之耳。

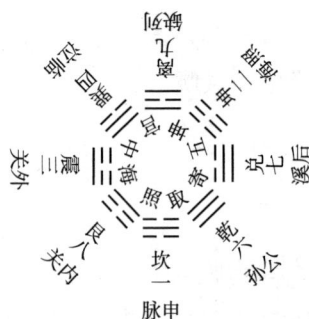

灵龟八法之图

假如甲子日，戊辰时，就数逐日支干内。甲得十数，子得七数。又算临时支干内，戊得五数，辰得五数，共成二十七数。此是阳日，该除二九一十八数，余有九数，离九列缺穴也。

又如乙丑日，壬午时，就算逐日支干内。乙得九数，丑得十数。又算临时支干内，壬得六数，午得九数，共成三十四数。此是阴日，该除五六方三十数，零有四数，是巽四临泣也。余皆仿此。

飞腾八法歌 与前法不同

壬甲公孙即是干，丙居艮上内关然。戊午临泣生坎水，庚属外关震相连。辛上后溪装巽卦，乙癸申脉到坤传。己土列缺南离上，丁居照海兑金全。

其法只取本时天干为例，假如甲己日戊辰时，即取戊干临泣穴，己巳时，即列缺；庚午时，即外关。余皆仿此。

愚谓奇经八脉之法，各有不相同。前灵龟八法，有阳九阴六、十干十变开阖之理，用之得时，无不捷效。后飞腾八法，亦明师所授，故不敢弃，亦载于此，以示后之学人。

八法交会八脉

公孙二穴，父，通冲脉
内关二穴，母，通阴维脉 ｝合于心胸胃

后溪二穴，夫，通督脉
申脉二穴，妻，通阳跷脉 ｝合于目内眦、颈项、耳、肩膊、小肠、膀胱

临泣二穴，男，通带脉
外关二穴，女，通阳维脉 ｝合于目内眦、耳后、颊、颈肩

列缺二穴，主，通任脉
照海二穴，客，通阴跷脉 ｝合于肺系、咽喉、胸膈

八法主治病证

公孙二穴通冲脉，脾之经，在足大指内侧本节后一寸陷中。令病人坐合两掌相对取之，主治三十一证。

凡治后证，必先取公孙为主，次取各穴应之。

九种心疼，一切冷气。

大陵二穴　中脘一穴　隐白二穴

痰膈涎闷，胸中隐痛。

劳宫二穴　膻中一穴　间使二穴

脐腹胀满，气不消化。

天枢二穴　水分一穴　内庭二穴

胁肋下痛，起止艰难。

支沟二穴　章门二穴　阳陵泉二穴

泄泻不止，里急后重。

下脘一穴　天枢二穴　照海二穴

胸中刺痛，隐隐不乐。

内关二穴　大陵二穴　彧中二穴

两胁胀满，气攻疼痛。

阳陵泉二穴　章门二穴　绝骨二穴一名悬钟

中满不快，翻胃吐食。

中脘一穴　太白二穴　中魁二穴一名阳溪

气膈五噎，饮食不下。

膻中一穴　三里二穴　太白二穴

胃脘停痰，口吐清水。

巨阙一穴　厉兑二穴　中脘一穴

中脘停食，疼刺不已。

解溪二穴　太仓一穴一名中脘穴　三里二穴

呕吐痰涎，眩晕不已。

丰隆二穴　中魁二穴　膻中一穴

心疟令人心内怔忡。

神门二穴　心俞二穴　百劳一穴即大椎穴

脾疟令人怕寒，腹中痛。

商丘二穴　脾俞二穴　三里二穴

肝疟令人气色苍苍，恶寒发热。

中封二穴　肝俞二穴　绝骨二穴

肺疟令人心寒怕惊。

列缺二穴　肺俞二穴　合谷二穴

肾疟令人洒热，腰脊强痛。

大钟二穴　肾俞二穴　申脉二穴

疟疾大热不退。

间使二穴　百劳一穴　绝骨二穴

疟疾先寒后热

后溪二穴　曲池二穴　劳宫二穴

疟疾先热后寒。

曲池二穴　百劳一穴　绝骨二穴

疟疾心胸疼痛。

内关二穴　上脘一穴　大陵二穴

疟疾头痛眩晕，吐痰不已。

合谷二穴　中脘一穴　列缺二穴

疟疾骨节酸痛。

魄户二穴　百劳一穴　然谷二穴

疟疾口渴不已。

关冲二穴　人中一穴　间使二穴

胃疟令人善饥而不能食。

厉兑二穴　胃俞二穴　大都二穴

胆疟令人恶寒怕惊，睡卧不安。

临泣二穴　胆俞二穴　期门二穴

黄疸四肢俱肿，汗出染衣。

至阳一穴　百劳一穴　腕骨二穴　中脘一穴　三里二穴

黄疸，遍身皮肤及面目小便俱黄。

脾俞二穴　隐白二穴　百劳一穴　至阳一穴　三里二

穴　腕骨二穴

谷疸，食毕则头眩心中怫郁，遍体发黄。

胃俞二穴　内庭二穴　至阳一穴　三里二穴　腕骨二穴
阴谷二穴

酒疸，身目俱黄，心中俱痛，面发赤斑，小便赤黄。

胆俞二穴　至阳一穴　委中二穴　腕骨二穴

女痨疸，身目俱黄，发热恶寒，小便不利。

关元一穴　肾俞二穴　然骨二穴　至阳一穴

内关二穴　阴维脉，心包络之经，在掌后二寸两筋之间
陷中，令患人稳坐仰手取之，主治二十五证。

中满不快，胃脘伤寒。

中脘一穴　大陵二穴　三里二穴

中焦痞满，两胁刺痛。

支沟二穴　章门二穴　膻中一穴

脾胃虚冷，呕吐不已。

内庭二穴　中脘一穴　气海一穴　公孙二穴

脾胃气虚，心腹胀满。

太白二穴　三里二穴　气海一穴　水分一穴

胁肋下疼，心脘刺痛。

气海一穴　行间二穴　阳陵泉二穴

痞块不散，心中闷痛。

大陵二穴　中脘一穴　三阴交二穴

食癥不散，人渐羸瘦。

腕骨二穴　脾俞二穴　公孙二穴

食积血痕，腹中隐痛。

胃俞二穴　行间二穴　气海一穴

五积气块，血积血癖。

膈俞二穴　　肝俞二穴　　大敦二穴　　照海二穴

脏腑虚冷，两胁痛疼。

支沟二穴　　建里一穴　　章门二穴　　阳陵泉二穴

风壅气滞，心腹刺痛。

风门二穴　　膻中一穴　　劳宫二穴　　三里二穴

大肠虚冷，脱肛不收。

百会一穴　　命门一穴　　长强一穴　　承山二穴

大便艰难，用力脱肛。

照海二穴　　百会一穴　　支沟二穴

脏毒肿痛，便血不止。

承山二穴　　肝俞二穴　　膈俞二穴　　长强一穴

五种痔疾，攻痛不已。

合阳二穴　　长强一穴　　承山二穴

五痫等证，口中吐沫。

后溪二穴　　神门二穴　　心俞二穴　　鬼眼四穴

心性呆痴，悲泣不已。

通里二穴　　后溪二穴　　神门二穴　　大钟二穴

心惊发狂，不识亲疏。

少冲二穴　　心俞二穴　　中脘一穴　　十宣十穴

健忘易失，言语不记。

心俞二穴　　通里二穴　　少冲二穴

心气虚损，或歌或笑。

灵道二穴　　心俞二穴　　通里二穴

心中惊悸，言语错乱。

少海二穴　　少府二穴　　心俞二穴　　后溪二穴

心中虚惕，神思不安。

乳根二穴　通里二穴　胆俞二穴　心俞二穴

心惊中风，不省人事。

中冲二穴　百会一穴　大敦二穴

心脏诸虚，心怔惊悸。

阴郄二穴　心俞二穴　通里二穴

心虚胆寒，四体颤掉。

胆俞二穴　通里二穴　临泣二穴

临泣二穴，通带脉、胆之经，在足小指次指间，去侠溪
一寸五分。令患者垂足取之。主治二十四证。

足跗肿痛，久不能消。

行间二穴　申脉二穴

手足麻痹，不知痒痛。

太冲二穴　曲池二穴　大陵二穴　合谷二穴　三里二穴
中渚二穴

两足颤掉，不能移步。

太冲二穴　昆仑二穴　阳陵泉二穴

两手颤掉，不能握物。

曲泽二穴　腕骨二穴　合谷二穴　中渚二穴

足指拘挛，筋紧不开。

丘墟二穴　公孙二穴　阳陵泉二穴

手指拘挛，伸缩疼痛。

尺泽二穴　阳溪二穴　中渚二穴　五处二穴

足底下发热，名曰湿热。

涌泉二穴　京骨二穴　合谷二穴

足外踝红肿，名曰穿踝风。

昆仑二穴　　丘墟二穴　　照海二穴

足跗发热，五指节痛。

冲阳二穴　　侠溪二穴　　足十宣十穴

两手发热，五指疼痛。

阳池二穴　　液门二穴　　合谷二穴

两膝红肿疼痛，名曰鹤膝风。

膝关二穴　　行间二穴　　鹤顶二穴　　阳陵泉二穴

手腕起骨痛，名曰绕踝风。

太渊二穴　　腕骨二穴　　大陵二穴

腰胯疼痛，名曰寒疝。

五枢二穴　　委中二穴　　三阴交二穴

臂膊痛连肩背。

肩井二穴　　曲池二穴　　中渚二穴

腿胯疼痛，名曰腿胯风。

环跳二穴　　委中二穴　　阳陵泉二穴

白虎历节风疼痛。

肩井二穴　　三里二穴　　曲池二穴　　委中二穴　　合谷二穴
行间二穴　　天应一穴遇痛处针，强针出血

走注风游走，四肢疼痛。

天应一穴　　曲池二穴　　三里二穴　　委中二穴

浮风，浑身搔痒。

百会一穴　　太阳紫脉　　百劳一穴　　命门一穴　　风市二穴
绝骨二穴　　水分一穴　　气海一穴　　血海二穴　　委中二穴　　曲
池二穴

头项红肿强痛。

承浆一穴　　风池二穴　　肩井二穴　　风府一穴

肾虚腰痛，举动艰难。

肾俞二穴　脊中一穴　委中二穴

闪挫腰痛，起止艰难。

脊中一穴　腰俞一穴　肾俞二穴　委中二穴

虚损湿滞，腰痛，行动无力。

脊中一穴　腰俞一穴　肾俞二穴　委中二穴

诸虚百损，四肢无力。

百劳一穴　心俞二穴　三里二穴　关元一穴　膏肓俞二穴

胁下肝积，气块刺痛。

章门二穴　支沟二穴　阳陵泉二穴　中脘一穴　大陵二穴

外关二穴，阳维脉、三焦之经。在手背腕后二寸陷中。令患人稳坐，覆手取之。主治三十六证。

臂膊红肿，肢节疼痛。

肘髎二穴　肩髃二穴　腕骨二穴。

足内踝骨红肿痛，名曰绕踝风。

太溪二穴　丘墟二穴　临泣二穴　昆仑二穴

手指节痛，不能伸屈。

阳谷二穴　五处二穴　腕骨二穴　合谷二穴

足指节痛，不能行步。

内庭二穴　太冲二穴　昆仑二穴

五脏结热，吐血不已。取五脏俞穴，并血会治之。

心俞二穴　肝俞二穴　脾俞二穴　肺俞二穴　肾俞二穴膈俞二穴

六腑结热，血妄行不已。取六腑俞，并血会治之。

胆俞二穴　胃俞二穴　小肠俞二穴　膀胱俞穴　三焦俞穴大肠俞二穴　膈俞二穴

鼻衄不止，名血妄行。

少泽二穴　心俞二穴　膈俞二穴　涌泉二穴

吐血昏晕，不省人事。

肝俞二穴　膈俞二穴　通里二穴　大敦二穴

虚损气逆，吐血不已。

膏肓二穴　膈俞二穴　丹田一穴　肝俞二穴

吐血衄血，阳乘于阴，血热妄行。

中冲二穴　肝俞二穴　膈俞二穴　三里二穴　三阴交二穴

血寒亦吐，阴乘于阳，名心肺二经呕血。

少商二穴　心俞二穴　神门二穴　肺俞二穴　膈俞二穴三阴交二穴

舌强难言，及生白苔。

关冲二穴　中冲二穴　承浆一穴　聚泉一穴

重舌肿胀，热极难言。

十宣十穴　海泉一穴在舌理中　金津一穴在舌下左边　玉液一穴在舌下右边

口内生疮，名曰枯曹风。

兑端一穴　支沟二穴　承浆一穴　十宣十穴

舌吐不收，名曰阳强。

涌泉二穴　兑端一穴　少冲二穴　神门二穴

舌缩不能言，名曰阴强。

心俞二穴　膻中一穴　海泉一穴

唇吻裂破，血出干痛。

承浆一穴　少商二穴　关冲二穴

项生瘰疬，绕颈起核，名曰蟠蛇疬。

天井二穴　风池二穴　肘尖二穴　缺盆二穴　十宣十穴

瘰疬延生胸前连腋下者，名曰瓜藤疬。

肩井二穴　膻中一穴　大陵二穴　支沟二穴　阳陵泉
二穴

左耳根肿核者，名曰惠袋疬。

翳风二穴　后溪二穴　肘尖二穴

右耳根肿核者，名曰蜂巢疬。

翳风二穴　颊车二穴　后溪二穴　合谷二穴

耳根红肿痛。

合谷二穴　翳风二穴　颊车二穴

颈项红肿不消，名曰项疽。

风府一穴　肩井二穴　承浆一穴

目生翳膜，隐涩难开。

睛明二穴　合谷二穴　肝俞二穴　鱼尾二穴在眉外头

风沿烂眼，迎风冷泪。

攒竹二穴　丝竹空穴　二间二穴　小骨空穴在手小指二节
尖上

目风肿痛，努肉攀睛。

禾髎二穴　睛明二穴　攒竹二穴　肝俞二穴　委中二穴
合谷二穴　肘尖二穴　照海二穴　列缺二穴　十宣十穴

牙齿两颔肿痛。

人中一穴　合谷二穴　吕细二穴即太溪穴也

上片牙痛及牙关紧急不开。

太渊二穴　颊车二穴　合谷二穴　吕细二穴

下片牙疼及颊项红肿痛。

阳溪二穴　承浆一穴　颊车二穴　太溪二穴

耳聋气痞疼痛。

听会二穴　肾俞二穴　三里二穴　翳风二穴

耳内或鸣或痒或痛。

客主人穴　合谷二穴　听会二穴

雷头风晕，呕吐痰涎。

百会一穴　中脘一穴　太渊二穴　风门二穴

肾虚头痛，头重不举。

肾俞二穴　百会一穴　太溪二穴　列缺二穴

阴厥头晕，及头目昏沉。

大敦二穴　肝俞二穴　百会一穴

头顶痛，名曰正头风。

上星一穴　百会一穴　脑空二穴　涌泉二穴合谷二穴

目暴赤肿及疼痛。

攒竹二穴　合谷二穴　迎香二穴

后溪二穴，通督脉、小肠之经，在手小指本节后，握拳尖上是穴。令疾者稳坐，仰手握拳取之。主治一十四证。

手足挛急，屈伸艰难。

三里二穴　曲池二穴　尺泽二穴　合谷二穴　行间二穴阳陵泉二穴

手足俱颤，不能行步握物。

阳溪二穴　曲池二穴　腕骨二穴　阳陵泉二穴　绝骨二穴　公孙二穴　太冲二穴

颈项强痛，不能回顾。

承浆一穴　风池二穴　风府一穴

两腮颊痛红肿。

大迎二穴　颊车二穴　合谷二穴

咽喉闭塞，水粒不下。

天突一穴　商阳二穴　照海二穴　十宣十穴

双鹅风，喉闭不通。此乃心肺二经热。

少商二穴　金津一穴　玉液一穴　十宣十穴

单鹅风，喉中肿痛。肺三焦经热。

关冲二穴　天突一穴　合谷二穴

偏正头风及两额角痛。

头临泣穴　丝竹空穴　太阳紫穴　列缺二穴　合谷二穴

两眉角痛不已。

攒竹二穴　阳白二穴　印堂一穴两眉中间　合谷二穴
头维二穴

头目昏沉，太阳痛。

合谷二穴　太阳紫脉　头维二穴在额角发尖处

头项拘急，引肩背痛。

承浆一穴　百会一穴　肩井二穴　中渚二穴

醉头风，呕吐不止，恶闻人言。

涌泉二穴　列缺二穴　百劳一穴　合谷二穴

眼赤痛肿，风泪下不已。

攒竹二穴　合谷二穴　小骨空穴　临泣二穴

破伤风，因他事搐发，浑身发热颠强。

大敦二穴　合谷二穴　行间二穴　十宣十穴　太阳紫脉

申脉二穴，通阳跷脉，膀胱之经。在足外踝下二寸，微
前赤白肉际是穴。令人垂足取之。主治二十四证。

腰背强，不可俯仰。

腰俞一穴　膏肓二穴　委中二穴<small>决紫脉出血</small>

肢节烦痛，牵引腰脚疼。

肩髃二穴　曲池二穴　昆仑二穴　阳陵泉二穴

中风不省人事。

中冲二穴　百会一穴　大敦二穴　印堂一穴

中风不语。

少商二穴　前顶一穴　人中一穴　膻中一穴　合谷二穴
哑门一穴

中风半身瘫痪。

手三里穴　腕骨二穴　合谷二穴　绝骨二穴　行间二穴
风市二穴　三阴交二穴

中风偏枯，痛疼无时。

绝骨二穴　太渊二穴　曲池二穴　肩髃二穴　三里二穴
昆仑二穴

中风四肢麻痹不仁。

肘髎二穴　上廉二穴　鱼际二穴　风市二穴　膝关二穴
三阴交二穴

中风手足瘙痒，不能握物。

臑会二穴　腕骨二穴　合谷二穴　行间二穴　风市二穴
阳陵泉二穴

中风口眼㖞斜，牵连不已。

颊车二穴<small>针入一分，沿皮肉透地仓穴。㖞左泻右，㖞右泻左，可灸二七壮</small>　人中一穴　合谷二穴　太渊二穴　十宣十穴　瞳
子髎二穴

中风角弓反张，眼目盲视。

百会一穴　百劳一穴　合谷二穴　曲池二穴　行间二穴

十宣十穴　　阳陵泉二穴

中风口禁不开，言语謇涩。

地仓二穴宜针透　颊车二穴　人中一穴　合谷二穴

夫中风者，有五不治也。开口闭眼，撒手遗尿，喉中雷鸣，皆恶候也。且中风者，为百病之长，至其变化各有不同焉。或中于脏或中于腑，或痰或气，或怒或喜。逐其隙而害成也。中于脏者，则令人不省人事，痰涎上壅，喉中雷鸣，四肢瘫痪，不知疼痛，语言謇涩，故难治也。中于腑者，则令人半身不遂，口眼㖞斜，知痒痛，能言语，形色不变，故易治也。治之先审其证而后刺之，其中五脏六腑形证各有名，先须察其源，而名其证，依标本刺之，不无效也。

一，肝中之状，无汗恶寒，其色青，名曰怒中。

二，心中之状，多汗怕惊，其色赤，名曰思虑中。

三，脾中之状，多汗身热，其色黄，名曰喜中。

四，肺中之状，多汗恶风，其色白，名曰气中。

五，肾中之状，多汗身冷，其色黑，名曰气劳中。

六，胃中之状，饮食不下，痰涎上壅，其色淡黄，名曰食后中。

七，胆中之状，自侵牵连，鼾睡不醒，其色绿，名曰惊中。

腰脊项背疼痛。

肾俞二穴　人中一穴　肩井二穴　委中二穴

腰疼头项强，不得回顾。

承浆一穴　腰俞一穴　肾俞二穴　委中二穴

腰痛，起止艰难。

然谷二穴　膏肓二穴　委中二穴　肾俞二穴

足背生毒，名曰背发。

内庭二穴　侠溪二穴　行间二穴　委中二穴

手背生毒，名曰附筋。

液门二穴　中渚二穴　合谷二穴　外关二穴

手臂背生毒，名曰附骨疽。

天府二穴　曲池二穴　委中二穴

照海二穴，通阴跷脉、肾之经，在足内踝下微前，赤白肉际陷中是穴。主治三十证。

小便淋沥不通。

阴陵泉二穴　三阴交穴　关冲二穴　合谷二穴

小腹冷痛，小便频数。

气海一穴　关元一穴　三阴交穴　肾俞二穴

膀胱七疝，贲豚等证。

大敦二穴　兰门二穴　丹田一穴　三阴交二穴　涌泉二穴　章门二穴　大陵二穴

偏坠水肾，肿大如升。

大敦二穴　曲泉二穴　然谷二穴　三阴交二穴　归来二穴　兰门二穴在曲骨两旁各三寸，脉是穴　膀胱俞穴　肾俞二穴横纹可灸七壮

乳弦疝气，发时冲心痛。

带脉二穴　涌泉二穴　太溪二穴　大敦二穴

小便淋血不止，阴器痛。

阴谷二穴　涌泉二穴　三阴交二穴

遗精白浊，小便频数。

关元一穴　白环俞二穴　太溪二穴　三阴交二穴

夜梦鬼交，遗精不禁。

中极一穴　膏肓二穴　心俞二穴　然谷二穴　肾俞二穴

妇人难产，子掬母心不能下。

巨阙一穴　合谷二穴　三阴交二穴　至阴二穴灸效

女人大便不通。

申脉二穴　阴陵泉二穴　三阴交二穴　太溪二穴

妇人产后脐腹痛，恶露不已。

水分一穴　关元一穴　膏肓二穴　三阴交二穴

妇人脾气，血蛊、水蛊、气蛊、石蛊。

膻中一穴　水分一穴　关元一穴　气海一穴　三里二穴
行间二穴治血　公孙二穴治气　内庭二穴　支沟二穴　三阴
交二穴

女人血分，单腹气喘。

下脘一穴　膻中一穴　气海一穴　三里二穴　行间二穴

女人血气劳倦，五心烦热，肢体皆痛，头目昏沉。

百会一穴　膏肓二穴　曲池二穴　合谷二穴　绝骨二穴
肾俞二穴

老人虚损，手足转筋，不能举动。

承山二穴　阳陵泉二穴　临泣二穴　太冲二穴　尺泽二
穴　合谷二穴

霍乱吐泻，手足转筋。

京骨二穴　三里二穴　承山二穴　曲池二穴　腕骨二穴
尺泽二穴　阳陵泉二穴

寒湿脚气，发热大痛。

太冲二穴　委中二穴　三阴交二穴

肾虚脚气红肿，大热不退。

气冲二穴　血海二穴　太溪二穴　公孙二穴　委中二穴
三阴交二穴

干脚气，膝头并内踝及五指疼痛。

膝关二穴　昆仑二穴　绝骨二穴　委中二穴　阳陵泉二
穴　三阴交二穴

浑身胀满，浮肿生水。

气海一穴　三里二穴　曲池二穴　合谷二穴　内庭二穴
行间二穴　三阴交二穴

单腹蛊胀，气喘不息。

膻中一穴　气海一穴　水分一穴　三里二穴　行间二穴
三阴交二穴

心腹胀大如盆。

中脘一穴　膻中一穴　水分一穴　行间二穴　三阴交
二穴

四肢面目浮肿，大热不退。

人中一穴　合谷二穴　三里二穴　临泣二穴　曲池二穴
三阴交二穴

妇人虚损形瘦，赤白带下。

百会一穴　肾俞二穴　关元一穴　三阴交二穴

女人子宫久冷，不受胎孕。

中极一穴　三阴交二穴　子宫二穴在中极两旁各二寸

女人经水正行，头晕小腹痛。

阴交一穴　内庭二穴　合谷二穴

室女月水不调，脐腹疼痛。

天枢一穴　气海一穴　三阴交二穴

室女月水不调，淋沥不断，腰腹痛。

肾俞二穴　关元一穴　三阴交二穴

妇人产难，不能分娩。

三阴交穴　合谷二穴　独阴二穴即至阴穴灸之

列缺二穴，通任脉，肺之经，在手腕后一寸五分，以两穴，相来盐指头尽处是穴，两筋间。主治三十三证。

鼻流浊涕臭，名曰鼻渊。

曲差二穴　上星一穴　百会一穴　风门二穴　迎香二穴

鼻生息肉，闭塞不通。

印堂一穴　迎香二穴　上星一穴　风门二穴

伤风面赤，发热头痛。

通里二穴　曲池二穴　绝骨二穴　合谷二穴

伤风感寒，咳嗽胀满。

膻中一穴　风门二穴　合谷二穴　风府一穴

伤风四肢烦热，头痛。

经渠二穴　曲池二穴　合谷二穴　委中二穴

腹中肠痛，下利不已。

内庭二穴　天枢二穴　三阴交二穴

赤白痢疾，腹中冷痛。

水道二穴　气海一穴　外陵二穴　天枢二穴　三里二穴
三阴交二穴

胸前两乳红肿痛。

少泽二穴　大陵二穴　膻中一穴

乳痈红肿痛，小儿吹乳。

中府二穴　膻中一穴　少泽二穴　大敦二穴

腹中寒痛，泄泻不止。

天枢二穴　中脘一穴　关元一穴　三阴交二穴

妇人血积痛，败血不止。

肝俞二穴　　肾俞二穴　　膈俞二穴　　三阴交二穴

咳嗽寒痰，胸膈闭痛。

肺俞二穴　　膻中一穴　　三里二穴

久咳不愈，咳唾血痰。

风门二穴　　太渊二穴　　膻中一穴

哮喘气促，痰气壅盛。

丰隆二穴　　俞府二穴　　膻中一穴　　三里二穴

吼喘胸膈急痛。

彧中二穴　　天突一穴　　肺俞二穴　　三里二穴

吼喘气满，肺胀不得卧。

俞府二穴　　风门二穴　　太渊二穴　　膻中一穴　　中府二穴
三里二穴

鼻塞不知香臭。

迎香二穴　　上星一穴　　风门二穴

鼻流清涕，腠理不密，清涕不止。

神庭一穴　　肺俞二穴　　太渊二穴　　三里二穴

妇人血沥，乳汁不通。

少泽二穴　　大陵二穴　　膻中一穴　　关冲二穴

乳头生疮，名曰妒乳。

乳根二穴　　少泽二穴　　肩井二穴　　膻中一穴

胸中噎塞痛。

大陵二穴　　内关二穴　　膻中一穴　　三里二穴

五瘿等证。

夫项瘿之证有五：一曰石瘿，如石之硬；二曰气瘿，如
绵之软；三曰血瘿，如赤脉细丝；四曰筋瘿，乃无骨；五曰

肉瘿，如袋之状。此乃五瘿之形也。

扶突二穴　天突一穴　天窗二穴　缺盆二穴　俞府二穴
膺俞一穴喉上　膻中一穴　合谷二穴　十宣十穴出血

口内生疮，臭秽不可近。

十宣十穴　人中一穴　金津一穴　玉液一穴　承浆一穴
合谷二穴

三焦热极，舌上生疮。

关冲二穴　外关二穴　人中一穴　迎香二穴　金津一穴
玉液一穴　地仓二穴

口气冲人，臭不可近。

少冲二穴　通里二穴　人中一穴　十宣十穴　金津一穴
玉液一穴

冒暑大热，霍乱吐泻。

委中二穴　百劳一穴　中脘一穴　曲池二穴　十宣十穴
三里二穴　合谷二穴

中暑自热，小便不利。

阴谷二穴　百劳一穴　中脘一穴　委中二穴　气海一穴
阴陵泉二穴

小儿急惊风，手足搐搦。

印堂一穴　百会一穴　人中一穴　中冲二穴　大敦二穴
太冲二穴　合谷二穴

小儿慢脾风，目直视，手足搐，口吐沫。

百会一穴　上星一穴　人中一穴　大敦二穴　脾俞二穴
消渴等证。

三消其证不同，消脾、消中、消肾。《素问》云：胃腑
虚，饮食斗不能充饥，肾脏渴，饮百杯不能止渴及房劳不称

心意，此为三消也。乃土燥承渴，不能克化，故成此。

人中一穴　公孙二穴　脾俞二穴　中脘一穴　照海二穴
三里二穴治食不充饥　太溪二穴治房不称心　关冲二穴

黑砂，腹痛头疼，发热恶寒，腰背强痛，不得睡卧。

百劳一穴　天府二穴　委中二穴　十宣十穴

白砂，腹痛吐泻，四肢厥冷，十指甲黑，不得睡卧。

大陵二穴　百劳一穴　大敦二穴　十宣十穴

黑白砂，腹痛头疼，发汗口渴，大肠泄泻，恶寒，四
肢厥冷，不得睡卧，名曰绞肠痧，或肠鸣腹响。

委中二穴　膻中一穴　百会一穴　丹田一穴　大敦二
穴　窍阴二穴　十宣十穴

以上八脉主治诸证，用之无不捷效，但临时看证，先取
主治之穴，次取随证各穴而应之。或行针，或着艾，在乎用
之者之能以临时机变，活法施之，不可独拘于针也。

卷之五

此金针赋，乃先师秘传之要法。得之者，每每私藏而不以示人，必待价之金乃可得也。予今以活人为心，更不珍藏，载于卷中，与同志之士共知。学者慎勿轻视，若能熟读详味，久当见之，则用针之法，尽于此矣。

金针赋序

大明洪武庚辰仲春，予学针法。初学于洞玄先生，孟仲倪公。明年公没过维阳，又学于东隐先生、九思彭公。深得二先生发明，读太师针道之书、梓岐风谷、飞经走气补泻之法，游湖间，以之参问他师，皆不过能谈其慨，及求精微之妙，百无一二。间有知者，亦莫尽知其奥。予于是甚悦于心，则知世所得者鲜矣。固深胸臆，读而重之。数年间用之而百发百中，无不臻效。永乐己丑，惜予遭诬，徙居于民乐耕锄之内，故退寓西河，立其堂曰"资深"，其号曰"泉石"。心以遁守自娱，过者皆曰此读书耕者之所也。凡有疾者求治，不用于针，多用于灸，自是梓岐风谷之法荒废，而名不闻。非不以济人之心为心，盖不欲取誉于时矣。今也，予年向暮，髭鬓皆霜，恐久失传，拳拳在念，正统己未春末，养疾之暇，阅其所传针法之书，繁而无统，于是撮其简要，不愧疏庸，编集成文，名曰"金针赋"。金乃世之宝也，非富贵不能得之，岂贫贱所能有也。名其金，称其贵也。贵能劫疾于顷刻之间，故以观夫发端，而嗟夫结之，则深叹美其法，而有收效之捷异耳。篇中首论头病取足，左病取右，男女早晚之气，手足经络顺逆之理；次论补泻下针，调气出针之法；末论治病驱运气血，通接至微之妙，而又叮咛勉其学者，务必以尽精诚，则可以起沉疴之疾。言虽直简，其义详明，尤其贯穿次第有序，使后之学者易为记诵，其传不泯。俟他日有窦汉卿复出，而攻之熟，造之深，得于心而应手，显用光大，必念乎今之删繁撮简成文者谁欤。是亦遗言于后也，必学者敬之哉。

梓岐风谷飞经撮要金针赋

观夫针道，捷法最奇。须要明于补泻，方可起于倾危。先分病之上下，次定穴之高低。头有病而足取之，左有病而右取之。男子之气，早在上而晚在下，取之必明其理；女子之气，早在下而晚在上，用之必识其时。午前为早属阳，午后为晚属阴。男女上下，凭腰分之。手足三阳，手走头而头走足；手足三阴，足走腹而胸走手。阴升阳降，出入之机。逆之者，为泻为迎；顺之者，为补为随。春夏刺浅者以瘦，秋冬刺深者以肥。更观原气之厚薄，刺分浅深之尤宜。

原夫补泻之法，妙在呼吸手指。男子者，大指进前左转，呼之为补，退后右转，吸之为泻，提针为热，插针为寒；女子者，大指退后右转，吸之为补，进前左转，呼之为泻，插针为热，提针为寒。左与右有异，胸与背不同。午前者如此，午后者反之。是故爪而切之，下针之法；摇而退之，出针之法；动而进之，催针之法；循而摄之，行气之法。搓则去病，弹则补虚。

肚腹盘旋，扪为穴闭。沉重豆许曰按，轻浮豆许曰提。一十四法，针要所备。补者一退三飞，真气自归；泻者一飞三退，邪气自避。补则补其不足，泻则泻其有余。有余者为肿为痛，曰实；不足者为痒为麻，曰虚。气速效速，气迟效迟。死生富贵，针下皆知。贱者硬而贵者脆，生者涩而死者虚。候之不至，必死无疑。

且夫下针之法，先须爪按，重而切之，次令咳嗽一声，随咳下针。凡补者呼气，初针刺至皮肉，乃曰天才；少停进针，刺至肉内，是曰人才；又停进针，刺之筋骨之间，名曰地才。此为极处，就当补之。再停良久，却须退针至人之分，待气沉紧，倒针朝病。进退往来，飞经走气，尽在其中矣。凡泻者吸气，初针至天，少停进针，直至于地，得气泻之。再停良久，却须退针，复至于人，待气沉紧，倒针朝病，法同前矣。其或晕针者，神气虚也，以针补之，以袖捣之口鼻而气回，热汤与之，略停少顷，依前再施之。

及夫调气之法，下针至地之后，复人之分。欲气上行，将针右捻，欲气下行，将针左捻。欲补先呼后吸，欲泻先吸后呼。气不至者，以手循摄，以爪切掐，以针摇动，进捻搓弹，直待气至。以龙虎升腾之法，按之在前，使气在后；按之在后，使气在前，运气走至疼痛之所，以纳气之法，扶针直插，复向下纳，使气不回。若关节阻涩，气不过者，以龙虎龟凤通经接气。大段之法，驱而运之，仍以循摄爪切，无不应矣。此通仙之妙。

况夫出针之法，病势既退，针气微松；病未退者，针气如根，推之不动，转之不移，此为邪气吸拔其针，乃真气未至，不可出之。出之者，其病即复，再须补泻，停以待之，直候微松，方可出针豆许，摇而停之。补者吸之去疾，其穴急扪；泻者呼之去徐，其穴不闭。欲令腠密，然后调气，故曰下针贵迟，太急伤血；出针贵缓，太急伤气。以上总要，于斯尽矣。

考夫治病之法有八：一曰烧山火，治顽麻冷痹，先浅后深，用九阳而三进三退，慢提紧按，热至紧闭，插针除寒有准。二曰透天凉，治肌热骨蒸，先深后浅，用六阴而三出三入，紧提慢按，徐徐举针，退热之可凭。皆细细搓之，去病准绳。三曰阳中之阴，先寒后热，浅而深，以九六之法，则先补后泻也。四曰阴中之阳，先热后寒，深而浅，以六九之方，则先泻后补也。补者直须热至，泻者务待寒侵，犹如搓线，慢慢转针。盖法在浅则用浅，法在深则用深，二者不可兼而紊之也。五曰子午捣臼，水蛊膈气，落穴之后，调气均匀，针行上下，九入六出，左右转之，十遭自平。六曰进气之诀，腰背肘膝痛，浑身走注疼，刺九分，行九补，卧针五七吸，待气上行。亦可龙虎交战，左捻九而右捻六，是亦住痛之针。七曰留气之诀，癥癖癖瘕，针刺七分，用纯阳，然后乃直插针，气来深刺，提针再停。八曰抽添之诀，瘫痪疮癞，取其要穴，使九阳得气，提按搜寻，大要运气周遍。扶针直插，复向下纳，回阳倒阴。指下玄微，胸中活法，一有未应，反复再施。

若夫过关过节，催运气血，以飞经走气，其法有四：一曰青龙摆尾，如扶舡舵，不进不退，一左一右，慢慢拨动。二曰白虎摇头，似手摇铃，退方进圆，兼之左右，摇而振之。三曰苍龟探穴，如入土之象，一退三进，钻剔四方。四曰赤凤迎源，展翅之仪，入针至地，提针至天，候针自摇，复进其元，上下左右，四围飞旋。病在上吸而退之，病在下呼而进之。

至夫久患偏枯，通经接气之法已有定息寸数。手足三阳，上九而下十四，过经四寸；手足三阴，上七而下十二，过经五寸。在乎摇动出纳，呼吸同法，驱运气血，顷刻周流，上下通接，可使寒者暖而热者凉，痛者止而胀者消，若开渠之决水，立时见功，何倾危之不起哉？《难》曰：病有三因，皆从气血。针分八法，不离阴阳。盖经络昼夜之循环，呼吸往来之不息。和则身体康健，否则疾病竞生，譬如天下国家地方，山海田园，江河溪谷，值岁时风雨均调，则水道疏利，民安物阜。其或一方一所，风雨不均，遭以旱涝，使水道涌竭不通，灾伤遂至。人之气血，受病三因，亦犹方所之旱涝也。盖针砭所以通经脉，均气血，蠲邪扶正，故曰捷法最奇者哉。

嗟夫轩岐古远，卢扁死亡，此道幽深，非一言而可尽。斯文细密，在久习而能通。岂世上之常辞，庸流之乏术，得之者若科之及第，而悦于心。用之者如射之发中，而进于目。述自先贤，传之后学，用针之士，有志于斯。果能洞造玄微，而尽其精妙，则世之伏枕之疴，有缘者遇针到病除，随手而愈。

论子午流注之法

夫子午流注者，刚柔相配，阴阳相合，气血循环，时穴开阖也。何以子午言之？曰：子时一刻，乃一阳之生，至午时一刻，乃一阴之生。故以子午分之，而得乎中也。流者，往也；注者，住也。天干有十，经有十二，甲胆、乙肝、丙小肠、丁心、戊胃、己脾、庚大肠、辛肺、壬膀胱、癸肾，余两经者，乃三焦、包络也。三焦乃阳气之父，包络乃阴血之母。此二经虽寄于壬癸，亦分派于十干。且每经之中，有井荥俞经合，以配金水木火土。是故阴井木而阳井金，阴荥火而阳荥水，阴俞土而阳俞木，阴经金而阳经火，阴合水而阳合土矣。经中必有返本还原者，乃十二经出入之门户也。阳经有原，遇俞穴并过之，阴经无原，以俞穴即代之。是以甲出丘墟乙太冲之例。又按《千金》云：六阴经亦有原穴，乙中都、丁通里、己公孙、辛列缺、癸水泉，包络内关也。故阳日气先行而血后随也，阴日血先行而气后随也。得时为之开，失时为之阖。阳干注腑，甲丙戊庚壬而重见者，气纳于三焦。阴干注脏，乙丁己辛癸而重见者，血纳包络。如甲日戌时，以开胆井，至戊寅时，正当胃俞，而又并过胆原，重见甲申时，气纳三焦荥穴，属水，甲属木，是以水生木，谓甲合还元化本。又如乙日乙酉时，以开肝井，至己丑时，当脾之俞，并过肝原，重见乙未时，血纳包络荥穴，属火，乙属木，是以木生火也。余皆依此。俱以子午相生，阴阳相济也。阳日无阴时，阴日无阳时。故甲与己合，乙与庚合，丙与辛合，丁与壬合，戊与癸合也。何以甲与己合？曰：中央戊己属土，畏东方甲乙之木所克，戊属阳为兄，己属阴为妹，戊兄遂将己妹嫁与木家，与甲为妻，庶得阴阳和合而不相伤。所以甲与己合，余皆然。子午之法，尽于此矣。

五虎建元日时歌

甲己之日丙寅起，乙庚之辰戊寅头。丙辛便从庚寅起，丁壬壬寅顺行求。戊癸甲寅定时候，六十首法助医流。

十二经纳天干歌

甲胆乙肝丙小肠，丁心戊胃己脾乡，庚属大肠辛属肺，壬属膀胱癸肾脏，三焦亦向壬中寄，包络同归入癸方。

十二经纳地支歌

肺寅大卯胃辰宫，脾巳心午小未中，申胱酉肾心包戌，亥三子胆丑肝通。

十二经之原歌

甲出丘墟乙太冲，丙居腕骨是原中。丁出神门原内过，戊胃冲阳气可通。己出太白庚合谷，辛原本出太渊同。壬归京骨阳池穴，癸出太溪大陵中。

子午流注十二经井荥俞原经合歌

手大指内太阴肺，少商为井荥鱼际，太渊之穴号俞原，行入经渠尺泽类。

盐指阳明曰大肠，商阳二间三间详。合谷阳溪依穴取，曲池为合正相当。

中指厥阴心包络，中冲掌中劳宫索，大陵为俞本是原，间使从容求曲泽。

无名指外是三焦，关冲寻至液门头，俞原中渚阳池取，经合支沟天井求。

手小指内少阴心，少冲少府井荥寻，神门俞穴为原穴，灵道仍须少海真。

手小指外属小肠，少泽流于前谷内，后溪腕骨之俞原，阳谷为经合少海。

足大指内太阴脾，井荥隐白大都推，太白俞原商丘穴，阴陵泉合要须知。

足大指端厥阴肝，大敦为井荥行间，太冲为俞原都是，经在中封合曲泉。

足第二指阳明胃，厉兑内庭须要会，陷谷冲阳经解溪，三里膝下三寸是。

足掌心中少阴肾，涌泉然谷天然定，太溪肾俞又为原，复溜阴谷能医病。

足第四指少阳经，窍阴为井侠溪荥，俞原临泣丘墟穴，阳辅阳陵泉认真。

足小指外属膀胱，至阴通谷井荥当，束骨次寻京骨穴，昆仑经合委中央。

子午流注逐日按时定穴诀

甲日戌时胆窍阴，丙子时中前谷荥，戊寅陷谷阳明俞，返本丘墟木在寅，庚辰经注阳溪穴，壬午膀胱委中寻，甲申时纳三焦水，荥合天干取液门。

乙日酉时肝大敦，丁亥时荥少府心，己丑太白太冲穴，辛卯经渠是肺经，癸巳肾宫阴谷合，乙未劳宫水穴荥。

丙日申时少泽当，戊戌内庭治胀康，庚子时在三间俞，本原腕骨可祛黄，壬寅经火昆仑上，甲辰阳陵泉合长，丙午时受三焦木，中渚之中子细详。

丁日未时心少冲，己酉大都脾土逢，辛亥太渊神门穴，癸丑复溜肾水通，乙卯肝经曲泉合，丁巳包络大陵中。

戊日午时厉兑先，庚申荥穴二间迁，壬戌膀胱寻束骨，冲阳土穴必还原，甲子胆经阳辅是，丙寅小海穴安然，戊辰气纳三焦脉，经穴支沟刺必痊。

己日巳时隐白始，辛未时中鱼际取，癸酉太蹊太白原，乙亥中封内踝比，丁丑时合少海心，己卯间使包络止。

庚日辰时商阳居，壬午膀胱通谷之，甲申临泣为俞木，合谷金原返本归，丙戌小肠阳谷火，戊子时居三里宜，庚寅气纳三焦合，天井之中不用疑。

辛日卯时少商本，癸巳然谷何须忖，乙未太冲原太渊，丁酉心经灵道引，己亥脾合阴陵泉，辛丑曲泽包络准。

壬日寅时起至阴，甲辰胆脉侠溪荥，丙午小肠后溪俞，返求京骨本原寻，三焦寄有阳池穴，返本还原似的亲，戊申时注解溪胃，大肠庚戌曲池真，壬子气纳三焦寄，井穴关冲一片金，关冲属金壬属水，子母相生恩义深。

癸日亥时井涌泉，乙丑行间穴必然，丁卯俞穴神门是，本寻肾水太溪原，包络大陵原并过，己巳商丘内踝边，辛未肺经合尺泽，癸酉中冲包络连，子午截时安定穴，留传后学莫忘言。

甲主　　与己合　　胆引气行

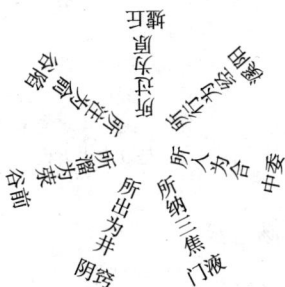

足少阳胆之经（图）

甲日
甲戌时　开胆　为井　金
丙子时　小肠　荥　水
戊寅时　胃　俞　木
并过胆原丘墟，木原在寅。
庚辰时　大肠　经　火
壬午时　膀胱　合　土
甲申时，气纳三焦之荥水，
甲属木，是以水生木，子
母相生。

足少阳胆之经

乙主　　与庚合　　肝引血行

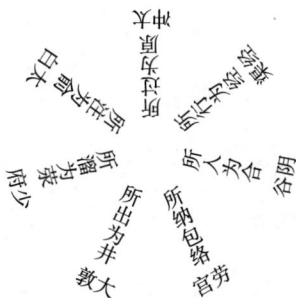

乙日
乙酉时　开肝　为井　木
丁亥时　心　荥　火
己丑时　脾　俞　土
并过肝原。
辛卯时　肺　经　金
癸巳时　肾　合　水
乙未时，血纳包络之荥火，
乙属末，是以木生火也。

足厥阴肝之经

丙主　　与辛合　　小肠引气行

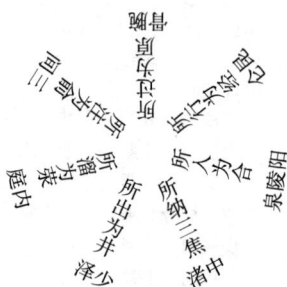

丙日

丙申时　开小肠　井　金
戊戌时　胃　　　荥　水
庚子时　大肠　　俞　木
并过小肠原。
壬寅时　膀胱　　经　火
甲辰时　胆　　　合　土
丙午时，气纳三焦之俞木，
丙属火，是以木生火也。

手太阳小肠之经

丁主　　与壬合　　心引血行

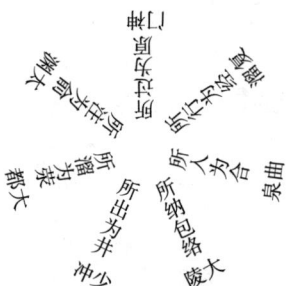

丁日

丁未时　开心　　为井　木
己酉时　脾　　　荥　　火
辛亥时　肺　　　俞　　土
并过心原。
癸丑时　肾　　　经　　金
乙卯时　肝　　　合　　水
丁巳，时血纳包络之俞土，
丁属火，是以火生土也。

手少阴心之经

戊主　　与癸合　　胃引气行

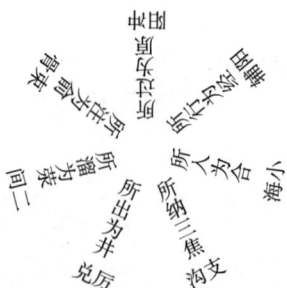

戊日

戊午时　开胃　　为井　金
庚申时　大肠　　荥　　水
壬戌时　膀胱　　俞　　木
并过胃原。
甲子时　胆　　　经　　火
丙寅时　小肠　　合　　土
戊巳，气纳三焦之经火，
戊属土，是以火生土也。

足阳明胃之经

己主　与甲合　脾引血行

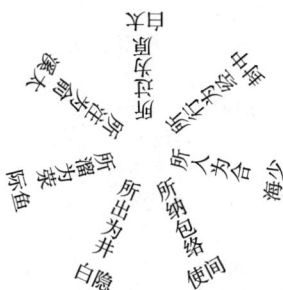

己日

己巳时　开脾　为井　木
辛未时　肺　　荥　　火
癸酉时　肾　　俞　　土
并过脾原。
乙亥时　肝　　经　　金
丁丑时　心　　合　　水
己卯时，血纳包络之经金，
己属土，是以土生金也。

足太阴脾之经

庚主　与乙合　大肠引气行

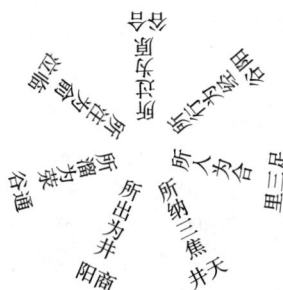

庚日

庚辰时　开大肠　井　金
壬午时　膀胱　　荥　水
甲申时　胆　　　俞　木
并过大肠原。
丙戌时　小肠　　经　火
戊子时　胃　　　合　土
庚寅时，气纳三焦之合土，
庚属金，是以土生金也。

手阳明大肠之经

辛主　与丙合　肺引血行

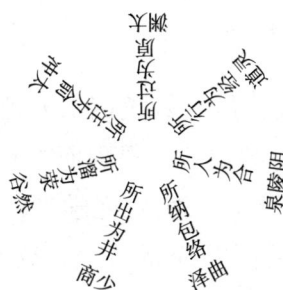

辛日

辛卯时　开肺　为井　木
癸巳时　肾　　荥　　火
乙未时　肝　　俞　　土
并过肺原。
丁酉时　心　　经　　金
己亥时　脾　　合　　水
辛丑时，血纳包络之合水，
辛属金，是以金生水也。

手太阴肺之经

壬主　　与丁合　　膀胱引气行

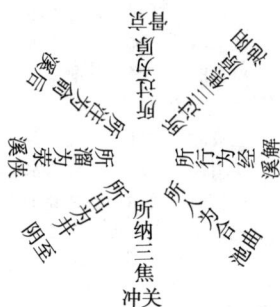

壬日

壬寅时　开膀胱　井　金
甲辰时　　胆　　荥　水
丙午时　小肠　　俞　木
所过本原京骨木原在午，水
入火乡，故壬丙子午相交也。
兼过三焦之原
　阳池。
戊申时　　胃　　经　火
庚戌时　大肠　　合　土
壬子时，气纳三焦井，金。

足太阳膀胱之经

癸主　　与戊合　　肾引血行

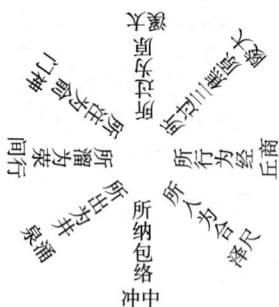

癸日

癸亥时　开肾　为井　木
乙丑时　肝　　荥　火
丁卯时　心　　俞　土
并过肾原太溪，又过包络
原大陵。
己巳时　脾　　经　金
辛未时　肺　　合　水
癸酉时，血纳包络之井木，
谓水生木也。

足少阴肾之经

　　上子午流注之法，无以考焉。虽《针灸四书》所载，尤且不全。还元返本之理，气血所纳之穴，俱隐而不具，予今将流注按时定穴，编成歌括一十首，使后之学者，易为记诵，临用之时，不待思忖。且后图乃先贤所缀，故不敢废，备载于后庶有所证耳。原图十二，今分十耳。

少商二穴在手大指端内侧，去爪甲如韭叶许。鱼际二穴，在手大指本节后，内侧散脉中。太渊二穴，在掌后横纹陷中。经渠二穴，在手掌后寸口脉中。列缺二穴，在手侧腕上指相叉，指处是穴。尺泽二穴，在手肘约纹中。

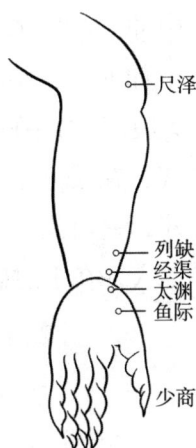

手太阴肺经流注之图

商阳二穴，在手大指次指内侧，去爪甲角如韭叶许。二间二穴，在次指本节前内侧陷中。三间二穴，在本节后内廉侧陷中。合谷二穴，在虎口岐骨之间陷中。阳溪二穴，在手腕上侧陷中。曲池二穴，在肘外辅骨，屈肘曲骨之中。

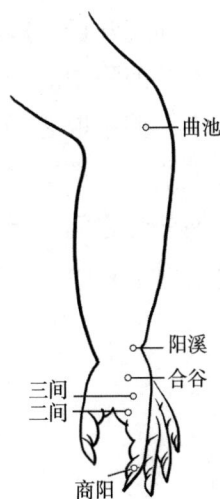

手阳明大肠经流注之图

中冲二穴，在手中指内廉之端，去爪甲如韭叶。劳宫二穴，在手掌中心。大陵二穴，在手掌后横纹中。内关二穴，在手掌后二寸中两筋间。间使二穴，去内关一寸，在掌后三寸中。曲泽二穴，在手肘内廉陷中曲肘得之。

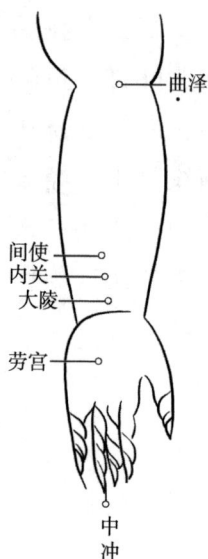

手厥阴心包络流注之图

关冲二穴，在手无名指端内廉，去爪甲如韭叶许。液门二穴，在小指次指本节前陷中。中渚二穴，在本节后陷中，握拳取之。阳池二穴，在手表腕上陷中。支沟二穴，在手腕后三寸，两筋骨之间。天井二穴，在肘外大骨后肘上陷中。

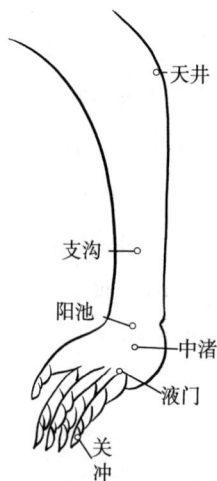

手少阳三焦经流注之图

少冲二穴，在手小指内廉端，去爪甲如韭叶。少府二穴，在手掌内小指本节后陷中，直劳宫。神门二穴，在手掌后兑骨之端。通里二穴，在掌后一寸。灵道二穴，在掌后一寸五分。少海二穴，在肘内廉横纹头，曲手取之。

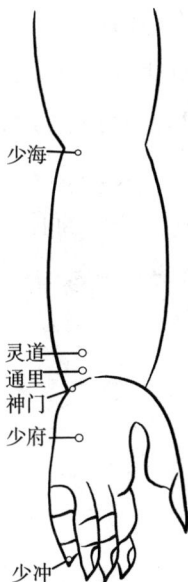

手少阴心经流注之图

少泽二穴，在手小指之端外廉去爪甲一分。前谷二穴，在手小指外侧本节前陷中。后溪二穴，在外侧本节后横纹尖上陷中。腕骨二穴，在手外侧腕前起骨下陷中。阳谷二穴，在手外侧骨踝下。小海二穴，在肘内大骨外廉去肘端五分陷中。

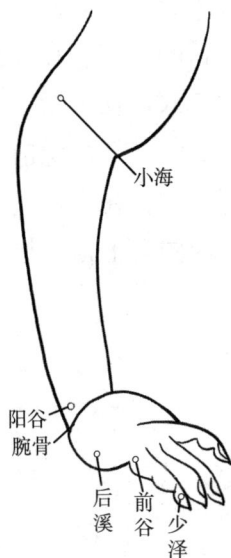

手太阳小肠经流注之图

隐白二穴，在足大指内侧端去爪甲如韭叶。大都二穴，在大指本节后陷中。太白二穴，在大指内侧核骨下陷中。公孙二穴，在大指内侧，去本节后一寸。商丘二穴，在足内踝微前。阴陵泉二穴，在足膝下内侧，辅骨下陷中。

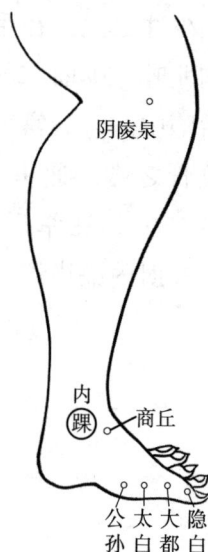

足太阴脾经流注之图
流注之穴足不过膝

大敦二穴，在足大指端去爪甲一分。行间二穴，在大指外间动脉应手。太冲二穴，在大指本节后二寸动脉中。中封二穴，在内踝前一寸，仰足取之。中都二穴，在内踝上七寸。曲泉二穴，在膝内辅骨下横纹尽处。

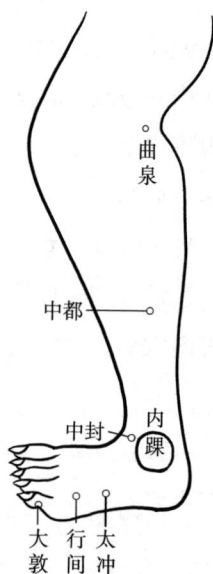

足厥阴肝经流注之图

厉兑二穴，在足大指次指端去爪甲一
分。内庭二穴，在足次指外间陷中。陷谷
二穴，在足次指本节后陷中去内庭二寸。
冲阳二穴，在足跗上去内庭五寸。解溪二
穴，在足腕上系草鞋练处陷中。三里二
穴，在膝下三寸大筋内宛宛中。

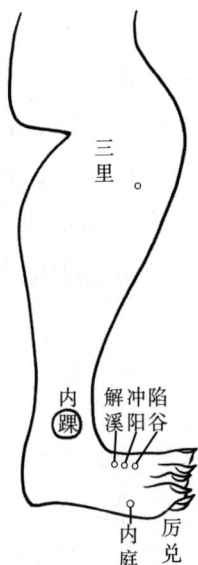

足阳明胃经流注之图

涌泉二穴，在足掌心陷中，屈足卷
指取之。然骨二穴，在足内踝前大骨
下。太溪二穴，在足内踝后踝上动脉之
中。水泉二穴，在太溪下一寸。复溜二
穴，在足内踝上二寸。阴谷二穴，在足
膝内辅骨后大筋下小筋上。

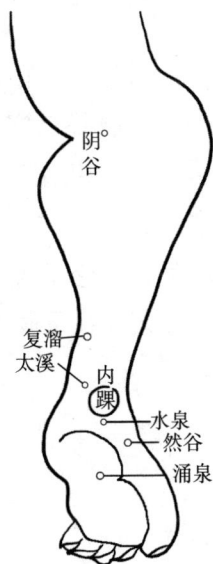

足少阴肾经流注之图

窍阴二穴，在足第四指端去爪甲一分。侠溪二穴，在足四指外岐骨间本节前。临泣二穴，在本节后去侠溪一寸五分。丘墟二穴，在足外踝微前陷中。阳辅二穴，在足外踝上四寸辅骨前绝骨端如前三分。阳陵泉二穴，在膝下骨下宛宛中。

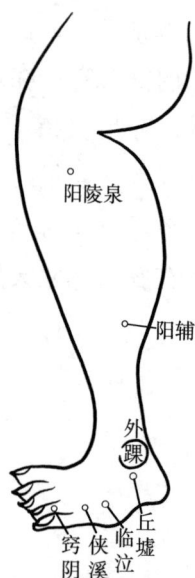

足少阳胆经流注之图

至阴二穴，在足小指外侧去爪甲角一分。通谷二穴，在足小指外侧本节前陷中。束骨二穴，在小指本节后陷中，京骨二穴，在指外侧大骨下赤白肉际，昆仑二穴、在外踝后跟骨上。委中二穴，在足膝腕内腘内约纹中。

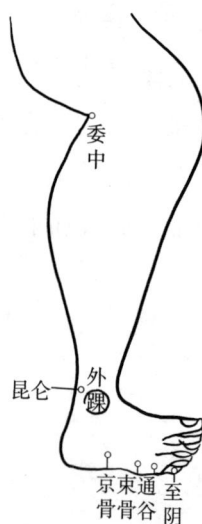

足太阳膀胱经流注之图

点穴论

《千金》云：人有老少，体有长短，肤有肥瘦，皆须精思斟量，准而折之。又以肌肉文理、节解、缝会、宛陷之中，及以手按之，病者快然，如此仔细安详，用心者乃能得之耳。又云：或身短而手长，或身长而手短，或胸腹长或胸腹短，或大或小，又不可以一概而论也。凡点穴法，皆要平正四体，无使歪斜，灸时恐穴不正，徒坏好肉耳。若坐点则坐灸，卧点则卧灸，立点则立灸。反此一动，则不得真穴矣。凡灸先阳后阴，先上后下，先少后多，皆宜审之。

论艾炷大小

黄帝曰：灸不三分，是谓徒冤，炷务大也，小弱也乃小作之。凡小儿七日以上，周年以还，不过七壮，炷如雀粪大。经云：凡灸欲艾炷根下广三分，使火气不能远达，病未能愈，则是炷欲大，唯头与四肢欲小耳，但去风邪而已。

论壮数多少

《千金》云：凡言壮数者，若丁壮病根深笃，可倍于方数。老少羸弱，可减半。扁鹊灸法，有至五百壮千壮。曹氏灸法，有百壮五十壮，《小品》诸方亦然。唯《明堂本经》多云：针入六分灸三壮，更无余论。故后人不准，唯以病之重轻而增损之。凡灸头顶，上于七壮，积至七七壮之。《铜人》若治风，则灸上星、前顶、百会，皆至二百壮。腹背宜灸五百壮，若鸠尾、巨阙亦不宜灸多，多灸则四肢细而无力。又足三里穴乃云：多至三二百壮。心俞禁灸，若中风则急灸至百壮，皆视其病之轻重而用之，不可泥一说，而又不知其有一说也。下经只云若是禁灸穴，《明堂》亦许灸一壮至三壮，恐未尽也。斯所谓五百壮、千壮，岂可一日而尽，必待三、五、七日，以至三年、五年，以尽其数乃可得也。

论点艾火

《下经》云：古来灸病，忌松、柏、枳、橘、榆、枣、桑、竹八木，切宜避之。凡取火，若得火珠曜日，以艾承之，得火为妙。次有火镜曜日，亦以艾引得火亦良。余用铁镰击碎石，得火亦可。今人有清油点灯，传火点艾是也，兼滋润灸疮，至愈不疼痛，用蜡烛更佳。

论避忌

《千金》云：欲行针灸，必先知本人行年宜忌，尻神及人神所在，不与禁忌相干即可。故男忌除，女忌破；男忌戌，女忌巳。又所谓血支血忌之类，凡医者不能知此避忌，若逢病人危会，男女气怯，下手即死，达人智士拘于此。若夫急难之际，卒暴之疾，命在须臾，宜速治之。若泥于禁忌，已伦于鬼神，岂不误哉。但一日止忌一时，如子午八法，不拘禁忌。若治未形之病，虽择良日服药针灸当也，亦宜架天时日恶。午以后不可灸，谓阴气未至，灸无不着，午前及早，恐人气虚，有眩晕之咎。急卒亦不可拘。若值大风大雨雷电，宜抽停之，必待晴明又灸可也。

论治灸疮

凡着艾，须要疮发，所患即瘥。不得疮发，其疾不愈。《甲乙经》云：灸疮不发者，用故履底灸令热熨之，三日而发。今又有用赤皮葱三五茎去叶，于微火中煨熟，拘破熨疮上十余遍，其疮三日自发。亦有用麻油搽之而发者，亦有用皂角煎汤，候冷频点之而发者。又恐气血衰，宜服四物汤滋养者，盖不可一概而论。灸后务令疮发而去病也。凡贴疮，古人春用柳絮，夏用竹膜，秋用蜡叶，冬用兔腹上白细毛，猫腹上毛更佳。今人每用膏药贴之，日一二易，则疮易愈。无若一日两贴一易使疮脓出多而疾除也。若欲用膏，必须用真麻油入治病之药，或祛风散气滋血疗损之药，随证入之为妙。

论忌食

经已灸之后，古人忌猪、鱼、热面，生酒动风冷物。鸡肉最毒，而今人灸疮不发者，用小鸡、鲢鱼食之而发者，所谓用毒而攻毒。其理亦可行也，但亦宜少用为佳。

论保养

凡灸后，切宜避风冷，节饮酒、戒房劳。喜、怒、忧、思、悲、恐七情之事，须要除之。可择幽静之居，养之为善，但君子智人，不必喻也。

择吉日

针灸吉日，丁卯庚午，甲戌丙子，丁丑壬午，甲申丙戌，丁亥辛卯，壬辰丙申，戊戌己亥，庚子辛丑，甲辰乙巳，丙午戊申，壬子癸丑，乙卯丙辰，己未壬戌，成开执日，忌辛未扁鹊死日。

吉日月	正	二	三	四	五	六	七	八	九	十	十一	十二
天巫	辰	巳	午	未	申	酉	戌	亥	子	丑	寅	卯
天医	丑	寅	卯	辰	巳	午	未	申	酉	戌	亥	子
要安	寅	申	卯	酉	辰	戌	巳	亥	午	子	未	丑
凶日	正	二	三	四	五	六	七	八	九	十	十一	十二
白虎黑道	午	申	戌	子	寅	辰	午	申	戌	子	寅	辰
月厌	戌	酉	申	未	午	巳	辰	卯	寅	丑	子	亥
月煞	丑	戌	未	辰	丑	戌	未	辰	丑	戌	未	辰
独火	巳	辰	卯	寅	丑	子	亥	戌	酉	申	未	午
死别	戌	戌	戌	丑	丑	丑	辰	辰	辰	未	未	未
血支	丑	寅	卯	辰	巳	午	未	申	酉	戌	亥	子
血忌	丑	未	寅	申	卯	酉	辰	戌	巳	亥	子	午
除日	卯	辰	巳	午	未	申	酉	戌	亥	子	丑	寅
破日	申	酉	戌	亥	子	丑	寅	卯	辰	巳	午	未

定取四花六穴之穴

崔氏灸骨蒸痨瘵，若人初得此疾，即便如此法灸之，无不效者。但医者多不得真穴，以致有误。今具真格，使学人一见了然无误，岂非活人之心哉。廷瑞谨识。

先用细绳一条，约三、四尺，以蜡抽之，勿令展缩。以病人脚底贴肉量，男取左足，女取右足，从足大拇指头齐起，从脚板底，当脚跟中心向后引绳，循脚肚贴肉直上，至膝腕曲叉中大横纹截断。次令病人解发，分开两边，令见头缝，自囟门平分至脑后，乃平身正坐，取前所截绳子，一头从鼻端齐引绳向上，正循头缝至脑后，贴肉垂下，循脊骨引绳向下，至绳尽处，当脊骨以墨点记（此墨不是灸穴）。别以稻秆心，令病人合口，将秆心按于口上，两头至吻，却勾起秆心中心，至鼻端根下，如人字样，齐两吻截断，将秆展直，于先在脊中墨记处，取中横量。勿令高下，于秆心两头以墨点之，此是灸穴，名曰患门二穴，初灸七壮，累灸至一百壮妙。初只灸此二穴，次令其人平身正坐，稍缩臂膊，取一绳绕项向前，平结喉骨，乃平大杼骨，俱以点记。向前双垂下与鸠尾齐，即截断，灸鸠尾穴，竟却翻绳向后，以绳原点结喉墨放大杼上，大杼墨放结喉上，脊中双绳头齐会处，以墨点记（此亦不是灸穴）。别取秆心，令其人合口，无得动笑，横量齐两吻截断，还于背上墨记处，折中横量两头点之，此是灸穴。又将循脊直量，上下点之，此是灸穴，名曰四花穴。初灸七壮，累灸至百壮，迨疮愈。疾未愈，依前法复灸。故云：累灸至百壮。但当脊骨上两穴，切宜少灸，凡一次只可灸三五壮，多灸恐人蜷背。凡灸此六穴，亦要灸足三里，以泻火气为妙。若妇人缠帛裹足以至短小，所取第一次患门穴难以准确，但取右手肩髃穴，贴肉量至中指为尽亦可。不只取膏肓穴灸之，其穴备载于后。次灸四花穴亦效。予尝见人初有此疾，即与依法灸之，无有不效。微恐病根深固，亦依此法灸之，亦有可愈者，况初病乎。具图于此。

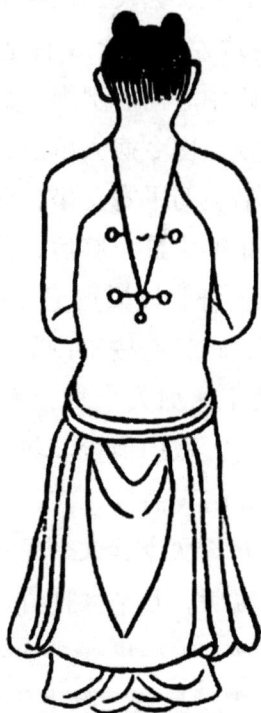

崔氏四花穴图

此上二穴名曰患门，下四穴名四花，故曰四花六穴

《千金方》论取膏肓俞穴法

膏肓俞穴，无所不治，主羸瘦虚损，梦中失精，上气咳逆，狂或失志误。取穴之法，令人正坐，曲脊，伸两手以臂著膝前，令正直手大指与膝头齐，以物支肘，勿令臂得摇动，从胛骨上角摸索至胛骨下头，其间当有四肋三间，灸中间依胛骨之里，肋间深处是穴。骨容侧指许，摩肋肉之表筋骨空处，按之但觉牵引骨节动。灸两胛中各一穴，至六百壮，多至千壮，当觉气下砻砻然如若水状，亦当有所下出，非无停痰宿疾则无所下也。若病人已困不能正坐，当令侧卧，挽一臂令前求穴灸之也。求穴大法，以右手从左肩上住指头表所不及者是也。左手亦然。乃以前法灸之。若不能久正坐，常伸两臂，亦可伏衣袱上伸两臂。令人挽两胛骨，使相离，不尔胛骨遮穴不可得也。所伏衣袱当令大小常定，不然则失其穴。此灸讫后，令人阳气康盛，当消息以自补养，身体平复。其穴在五椎之上四椎之下，横去六寸许，相准望取之。论曰：昔秦缓不救晋侯之疾，以在膏之下肓之上，针药所不及，即此穴也。孙真人笑其拙，不能求得此穴，所以宿疴难遣。若能用心方便，必得灸之，无疾不愈矣。具而明白备载于此，学者仔细详审，依法取之，无不得其真穴也。一取穴法，医者先自坐，以目平正，却于壁上以墨作一大圈，却令患者坐，常使其目视圈，无得斜视别处，此亦良法也。令灸人正坐，曲脊伸臂依法，医士以指揣颈后脊骨，一节为一寸，自一柱至五柱，逐一墨点记，令上下端直分明。且人有颈骨者，亦有无者，当以平肩为一柱是也。以四柱至五柱，用秆心比量两柱上下远近，折为三分，亦以墨界脊上柱间，取第四柱下二分微多，五柱上一分微少，用笔点定，横过相去六寸之中，左右以为两穴，交下远近之准。大要两柱上下，合同身寸一寸三分七缠微缩，有无大段长短不同，以参考《甲乙经》。自大杼至尾骶，作二十一柱，量三尺之数分之。若柱节分明，纵之尺寸不同，穴以柱数为定。若人肥大背厚，骨节难寻，当以平脐十四柱命门穴为准。上自大杼，下至命门，折为一十四柱，每柱一寸三分，合其穴无不真矣。

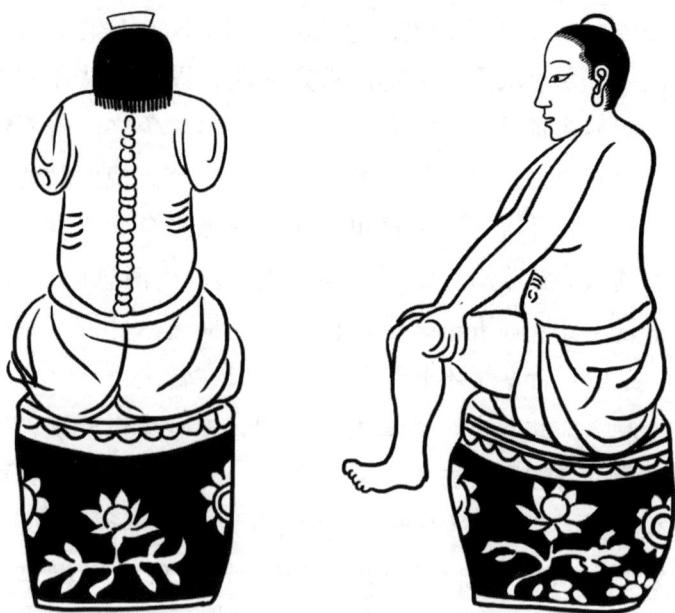

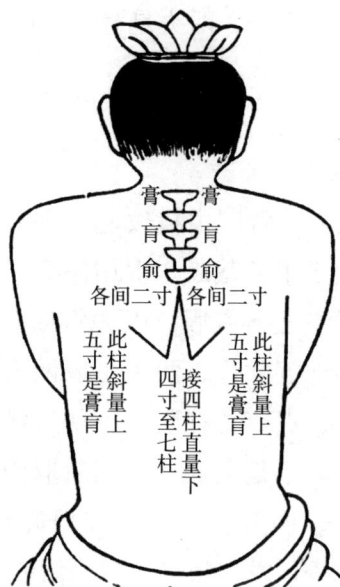

膏　膏
肓　肓
俞　俞
各间二寸　各间二寸
此柱斜量上　此柱斜量上
五寸是膏肓　五寸是膏肓
接四柱直量下
四寸至七柱

取膏肓穴法图此即钓股图法

取肾俞穴法

令患人平身垂手，
正立于平正木石之上，
目无斜视，身无偏屈，
去上衣服，用劲直杖
子，从地比至脐中央，
截断，却回杖子于背
上，当脊骨中杖尽处，
即是十四柱命门穴也。
以墨记，却用秆心取

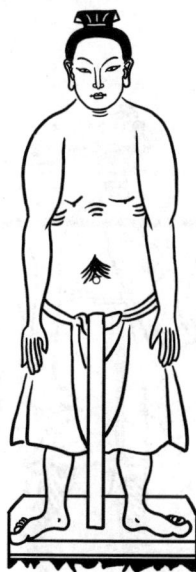

取肾俞穴之图

同身三寸，折作一寸五分，两头是肾俞穴也。

取骑竹马灸穴法

其法从男左女右，臂腕中横纹起，用薄篾一条，量至中指齐肉尽处，不量爪甲，截断。次用薄篾，取前同身寸一寸则可，却令病人脱去上下衣服，以大竹杠一条，跨定，两人随徐扛起。足要离地五寸许，两旁更以两人扶定，毋令摇不稳。却以前量长篾，点定竹杠竖起，从尾骶骨，贴脊量至篾尽处，以笔点记，此不是灸穴。却用后取同身寸篾，取两寸平折，自中穴横量，两旁各一寸，方是灸穴。可灸三七壮。此二穴专治痈疽恶疮，发背疔瘰，瘰疬诸风，灸之极效如神。

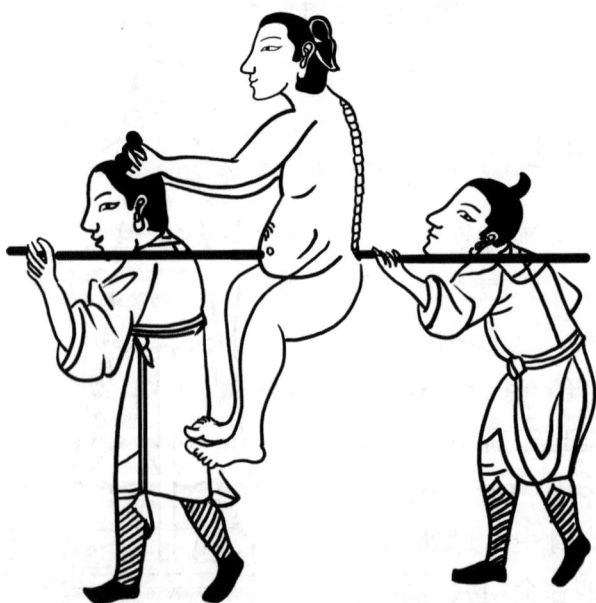

骑竹马灸法之图

灸心气穴法

先将秆心一条长者，比男左女右手掌内，大拇指根横纹量至爪甲内止，以墨点记。次比盐指、中指、四指、小指，五指皆比如前法。再加同身寸一寸点定，别用秆心一条，与先所量秆心般齐，至再加一寸墨上，共结一磊，却令病人正坐，脱去上衣，以秆心分开，加于颈上，以指按定，磊于天突骨上，两边垂向背后，以两条秆心取般齐，垂下脊中尽处是穴，可灸五壮、七壮，神效。

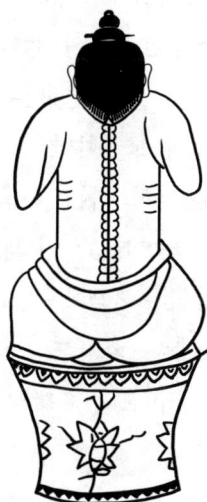

灸心气法图

论一穴有二名

后顶一名交冲　　强间一名大羽　　脑户一名合颅　　风府一名舌

本　脑空一名颞颥　颅囟一名颅息　瘈脉一名资脉　素髎一名面

正　水沟一名人中　承浆一名悬浆　廉泉一名结本　睛明一名泪

孔　巨髎一名巨窌　丝竹空一名目髎　颊车一名机关　肩井一名

膊井　臑会一名臑窌　大杼一名百劳　命门一名属累　风门一名

热府　督俞一名高盖　中膂内俞一名脊内俞　会阳一名利机　天

窗一名窗笼　天鼎一名天顶　扶突一名水穴　缺盆一名天盖　人

迎一名五会　天突一名天瞿　玉堂一名玉英　腧府一名输府　中

府一名府中俞　天池一名天会　中脘一名太仓　水分一名分水

神阙一名气舍　会阴一名屏翳　四满一名髓府　横骨一名曲骨端

气冲一名气街　腹结一名肠窟　冲门一名慈宫　太渊一名太泉

商阳一名绝阳　二门一名间谷　三间一名少谷　合谷一名虎口

阳溪一名中魁　三里一名手三里　少冲一名经始　神门一名兑冲

少海一名曲节　少泽一名小吉　天泉一名天温　阳池一名别阳

支沟一名飞虎　中都一名中郄　中封一名悬泉　蠡沟一名交仪

阴包一名阴胞　悬钟一名绝骨　漏谷一名太阴络　地机一名脾舍

血海一名百虫窠　下廉一名下巨虚　上廉一名上巨虚　阴市一名

阴鼎　伏兔一名外勾　涌泉一名地冲　太溪一名吕细　然谷一名

龙渊　照海一名阴跷　申脉一名阳跷　金门一名关梁①　仆参一

名安邪　昆仑一名下昆仑　付阳一名跗阳　飞扬一名厥阳　环跳

一名膑骨　然谷一名然骨

论一穴有三名

　　络却一名强阳，一名脑盖　禾髎一名长髎，一名禾窌　瞳子

---

① 关梁：《针灸大成》卷七作梁关。

髎一名太阳，一名前关　上关一名容主，一名客主　德会一名德河，一名后关　前关一名瞳子髎，一名太阳　肩髃一名中肩井，一名扁骨　脊中一名神宗，一名脊腧　膻中一名亶中，一名元儿　鸠尾一名尾翳，一名髑骭　上脘一名上管，一名胃脘　关元一名丹田，一名大中极　气海一名脖胦，一名下肓　中极一名玉泉，一名气原　气穴一名胞门，一名子户　大赫一名阴维，一名阴关　天枢一名长溪，一名谷门　日月一名神光，一名胆募　京门一名气俞，一名气府　温溜一名蛇头，一名逆注　劳宫一名五里，一名掌中　阳交一名别阳，一名足髎　阳关一名阳陵，一名关陵　承筋一名腨肠，一名直肠　复溜一名昌阳，一名伏白

论一穴有四名

百会一名三阳，一名五会，一名天满　哑门一名喑门，一名舌横，一名舌厌　攒竹一名始光，一名光明，一名员柱　掌门一名长平，一名季肋，一名胁髎　承山一名鱼腹，一名肉柱，一名肠山　承扶一名肉郄，一名阴关，一名皮部

论一穴有五名

石门一名利机，一名丹田，一名精露，一名命门

论一穴有六名

腰俞一名背鲜，一名腰户，一名髓孔，一名腰柱，一名髓俞

论一名有两穴

　　头临泣，足临泣；腹通谷，足通谷；手三里，足三里；头窍阴，足窍阴；背阳关，足阳关；手五里，足五里。